DES

COLIQUES HÉPATIQUES

ET DE LEUR TRAITEMENT

PAR

LES EAUX MINÉRALES DE VITTEL

(Vosges)

Par le Docteur PATÉZON

MÉDECIN INSPECTEUR
LAURÉAT DE L'ACADÉMIE
MEMBRE DE LA SOCIÉTÉ D'HYDROLOGIE, etc., etc.

PARIS
ADRIEN DELAHAYE, LIBRAIRE-ÉDITEUR
Place de l'École-de-Médecine
1872

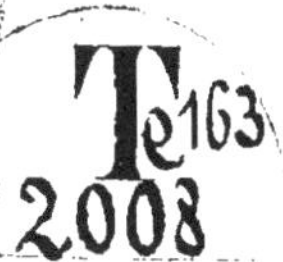

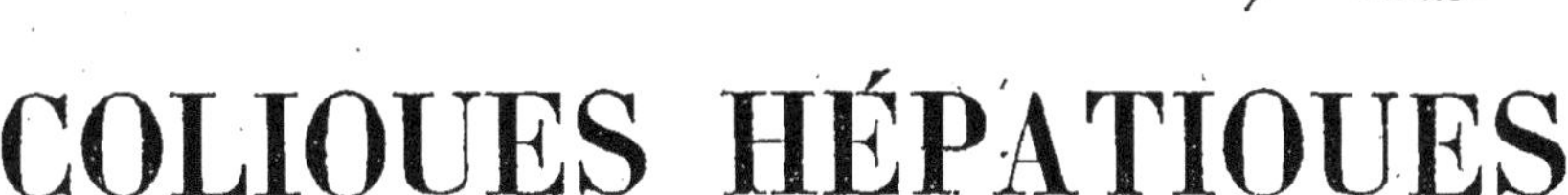

DES

COLIQUES HÉPATIQUES

ET DE LEUR TRAITEMENT

PAR

LES EAUX MINÉRALES DE VITTEL

(Vosges)

Par le Docteur PATÉZON

MÉDECIN INSPECTEUR
LAURÉAT DE L'ACADÉMIE
MEMBRE DE LA SOCIÉTÉ D'HYDROLOGIE, etc., etc.

PARIS
ADRIEN DELAHAYE, LIBRAIRE-ÉDITEUR
Place de l'École-de-Médecine
1872

A Monsieur le Dr CAZALIS

Médecin de la Maison municipale de Santé,
Officier de la Légion d'honneur, etc.

MON CHER MAÎTRE,

Daignez accepter ce livre que je vous offre, en reconnaissance de la sympathie que vous n'avez cessé de me témoigner.

Dr J. PATÉZON.

INTRODUCTION.

Exposer succinctement et consciencieusement le résultat d'une pratique de quatorze années; démontrer à mes confrères quel parti avantageux l'on peut tirer de l'administration de l'eau minérale de Vittel dans les *affections calculeuses* du foie; mettre entre leurs mains les ressources thérapeutiques d'un établissement dont les richesses hydrologiques sont incomparables : tel est le but que je poursuis dans ce travail.

Beaucoup plus soucieux de convaincre par des faits que par des raisonnements, j'ai sacrifié la théorie à la pratique et ramené cette étude sur certaines maladies du foie au but final de toute tentative médicale : *la guérison*.

Je n'ai exposé et recommandé l'application de tel ou tel moyen que quand il m'a paru avoir fait *ses preuves* ou qu'il a été expérimenté par moi-même.

Ce livre est donc un livre de clinique et de sincère thérapeutique hydro-minérale.

DES

COLIQUES HÉPATIQUES

ET DE

LEUR TRAITEMENT PAR LES EAUX MINÉRALES

DE VITTEL

(VOSGES)

CHAPITRE Ier.

DÉFINITION.

On donne le nom de *lithiase biliaire*, de *cholélithiase*, d'*affection calculeuse du foie*, à une maladie des voies biliaires caractérisée par la présence dans les canaux du foie et la vésicule, de productions d'aspect calcaire renfermant les éléments de la bile, et dont l'expulsion par les voies naturelles s'accompagne de douleurs plus ou moins violentes, plus ou moins longues que l'on connaît sous le nom de *coliques hépatiques*.

On doit comprendre sous la même dénomination les concrétions de volume variable, depuis les calculs volumineux jusqu'à la simple gravelle, jusqu'à cette forme qu'on a nommée *boue biliaire*.

Cette maladie naît sous l'influence de différentes causes que nous allons examiner.

CHAPITRE II.

ÉTIOLOGIE.

Age. — La statistique a démontré que la lithiase biliaire, rare aux deux périodes extrêmes de la vie, a son maximum de fréquence de 30 à 40 ans, puis de 40 à 50. M. le Dr Sénac (1), en établissant une distinction entre les coliques hépatiques et les calculs biliaires, arrive à fixer le maximum des coliques entre 25 et 35 ans, et celui des calculs entre 55 et 60 ; et à ce sujet, il remarque que les coliques hépatiques non calculeuses et les calculs biliaires paraissent être d'une fréquence inverse : les coliques hépatiques diminuant à partir de l'âge adulte, tandis que les calculs augmentent en nombre, précisément à partir de cette époque. Il y a même une période de la vie où les calculs paraissent tellement inoffensifs qu'on les trouve dans les voies biliaires, seulement à l'autopsie (comme dans les différents services de la Salpêtrière), sans que rien ait pu les faire soupçonner pendant la vie.

Sexe. — Les coliques hépatiques sont beaucoup plus communes chez la femme que chez l'homme. Hoffmann, Haller, Sœmmering, Hein ont constaté que la proportion est comme 3 : 2. Les pathologistes modernes ont noté absolument le même rapport ; il ne faut pas chercher cette différence dans d'autres conditions que celles qui contribuent à rendre la circulation abdominale moins active, partant à rendre la bile moins fluide, conditions si nombreuses chez la femme.

(1) Dr Senac, *Du traitement des coliques hépatiques*. Paris, 1870.

Tempérament. — Le tempérament ne paraît jouer aucun rôle dans la production de la maladie, pas même le tempérament dit bilieux, qui ne se développe que tardivement sous l'influence probable de quelque modification des fonctions hépatiques.

Climats. — On ne peut incriminer aucun climat directement. Certaines villes jouissent cependant, au dire de praticiens distingués, d'une très-mauvaise réputation, Vienne en Dauphiné, par exemple.

Les eaux chargées de sels calcaires sont aussi innocentes que les autres.

Régime alimentaire. — Le petit nombre et par conséquent l'éloignement des repas, en amenant le défaut de renouvellement de la bile dans la vésicule est cause de sa stagnation et par conséquent des dépôts lithiques.

Si un régime alimentaire trop succulent a pu être accusé de produire des calculs, c'est que les conditions sociales où l'on peut se le permettre coïncident aussi avec des habitudes sédentaires.

Remarquons de suite que le défaut d'exercice se retrouve dans tous les éléments étiologiques soupçonnés avec plus ou moins de raison de produire la maladie qui nous occupe, comme le repos forcé ou non, les habitudes sédentaires.

« Le repos agit, dit Frerichs, en ralentissant le cours de la bile. »

Tissot mettait la maladie biliaire au nombre des maladies des savants, Durand-Fardel au nombre de celles des vieillards. On trouve souvent des calculs chez les individus qui ont été longtemps prisonniers ou longtemps malades.

Notons la grossesse, les affections de matrice, et en général toutes les maladies qui condamnent au repos, comme le prouvent les faits suivants :

Ire OBSERVATION.

Mme C..., âgée de 32 ans, d'une constitution assez délicate, ayant mis au monde et nourri six enfants, eut, dans l'intervalle de sa cinquième à sa sixième couche, des coliques hépatiques suivies de jaunisse légère ; pendant sa sixième grossesse, les crises devinrent plus fréquentes, mais sans prendre cependant un caractère d'acuité. La grossesse arriva à son terme heureusement ; mais, deux mois après l'accouchement, une crise violente, suivie à court intervalle de plusieurs autres, vint faire explosion. L'exploration des matières fit découvrir plusieurs graviers noirâtres et une grande quantité de gravelle biliaire.

C'est dans ces conditions que Mme C... vint à Vittel, pendant trois années successives, avec un résultat tel que, depuis quatre ans, aucune crise nouvelle n'est survenue.

IIe OBSERVATION.

Mme A..., 30 ans, quatre enfants, constitution très-forte. Les crises sont survenues peu de temps après le dernier accouchement. D'abord modérées et ne se reproduisant qu'à intervalles assez éloignés, elles prirent assez promptement une allure plus rapide, et en étaient venues, au moment de l'arrivée de Mme A... à Vittel, à se reproduire tous les jours. Cette continuité dura dix jours de suite sans intermission. L'accès débutait de deux heures à deux heures et demie après le repas du matin, durait de quatre à sept heures avec une grande intensité, et se terminait assez rapidement. Nombre de fois l'on trouva du sable et des graviers dans les selles.

Le voyage, qui fut troublé par des douleurs, suspendit cependant l'accès du lendemain ; mais il n'y eut qu'un jour de répit : les crises recommencèrent, mais deux fois seulement avec deux jours d'intervalle ; puis toute la durée de la cure se passa sans crise. La teinte subictérique de la peau et des conjonctives, ainsi que les démangeaisons générales ont complètement disparu.

Pendant le traitement, il y eut, sous l'influence de l'eau, plusieurs matinées de fortes purgations et, régulièrement, trois selles par jour.

Toutes les fonctions se font avec la plus grande régularité, et aujourd'hui Mme A... est dans les conditions de santé les plus satisfaisantes.

Ces deux faits ont une grande ressemblance; mais le second présente une particularité qui a déjà été signalée par Portal dans son *Traité des maladies du foie :* je veux parler de la périodicité des crises.

« La colique hépatique a quelquefois des périodes presque réglées. » (*Mal. du foie*, p. 184.)

L'explication des faits paraissant avoir la grossesse pour cause, me semble avoir été donnée par M. le Dr Willemin dans son *Traité des coliques hépatiques*.

« La compression qui s'exerce pendant la gestation sur tous les organes abdominaux, dit-il, sur le foie en particulier, doit nécessairement gêner plus ou moins le cours et la libre excrétion de la bile. Lorsque, par le fait de l'accouchement, cette compression cesse, il est naturel que les concrétions, trouvant une issue plus facile que durant la gestation, déterminent plus aisément les coliques hépatiques, symptomatiques de leur expulsion. »

Menstruation. — Tous les auteurs citent des cas de coliques hépatiques ayant coïncidé avec le retour périodique des règles.

Voici un cas qui m'est particulier.

IIIe OBSERVATION.

Mme de C..., âgée de 33 ans, d'un tempérament lymphatico-nerveux, d'une constitution assez bonne, quoique affaiblie par la maladie, est atteinte depuis peu de temps de coliques hépatiques.

Quelques semaines après la terminaison d'une fièvre muqueuse, qui dura trois mois, et pendant laquelle Mme de C... maigrit d'une manière excessive, les premières atteintes de coliques hépatiques se firent sentir. Le début a toujours lieu par la région sus-épigastrique, des deux côtés de la ligne médiane; puis la douleur gagne l'épigastre, le flanc droit, l'épaule, et dure dans ces régions avec intensité jusqu'à la terminaison de la crise, suivie invariablement de la jaunisse.

Toutes ces crises, qui ont varié en durée de deux heures à huit heures, ont lieu trois ou quatre jours avant les règles; la dernière, qui date de quinze jours, a éclaté quatre jours après.

Mme de C... est tellement habituée à l'arrivée périodique de ses accès, que si aucun n'a lieu quatre à cinq jours après la cessation de la menstruation, elle est certaine de ne rien éprouver pendant ce mois.

La région du foie est complètement indolore. On ne peut sentir la vésicule. L'appétit est bon, les digestions faciles, les selles quotidiennes, la menstruation régulière. Il y a encore un peu de suffusion ictérique du visage et des conjonctives, suite du dernier accès.

Deux périodes menstruelles passées à Vittel n'ont été ni précédées, ni suivies de coliques hépatiques, et, depuis lors, quoiqu'il se soit écoulé déjà plus de vingt mois, il n'y en a pas eu d'autres.

Outre la coïncidence particulière des crises avec la menstruation, avant ou après, le fait qui précède est un exemple à ajouter à tous ceux mentionnés en divers ouvrages, de l'influence du repos sur la production de la maladie calculeuse du foie.

Maladies de la matrice. — M. le Dr Willemin cite plusieurs cas de coliques hépatiques consécutives ou alternant avec des maladies de l'utérus.

Conditions morales. — Je connais plusieurs exemples de crises hépatiques dues certainement à une influence morale. Ces temps derniers, fertiles en événements déplorables, ont contribué pour une bonne part au développement ou à la récidive de bien des maladies qui sans eux n'auraient pas surgi.

Les auteurs sont unanimes à admettre les influences morales comme causes de crises hépatiques.

Voici deux observations à l'appui :

IVe OBSERVATION.

Mme D... est venue, en 1870, à Vittel dans un état de santé que résument les quelques lignes suivantes :

Mme D..., 31 ans, tempérament bilioso-nerveux, santé délabrée, calculs biliaires ; ictère.

Cette malade souffre de l'estomac depuis longtemps ; mais il n'y a que deux ans que des crises hépatiques se sont déclarées ; elles sont violentes, longues, et les calculs expulsés et constatés sont volumineux. Chaque crise s'accompagne de vomissements et débute par le creux de l'estomac, pour gagner ensuite le dos et l'épaule droite. L'appétit est généralement précaire, les digestions assez faciles. Les selles sont rares, tantôt blanchâtres, tantôt fortement bilieuses.

Un ictère général et intense, qui s'est montré avec les premières crises et n'a pas varié depuis lors, persiste encore aujourd'hui, accompagné de démangeaisons plus ou moins vives suivant la température. Il n'y a pas sur la surface de la peau la moindre trace de maladie. Le pouls est lent ; l'état général laisse beaucoup à désirer. Mme D... a beaucoup maigri, surtout depuis l'année dernière ; car une cure de Vichy en 1869 a considérablement aggravé son état et multiplié les crises, qui se renouvellent toutes les semaines.

La menstruation est irrégulière, tantôt peu, tantôt très-abondante.

Tel est l'état peu satisfaisant de Mme D... en arrivant à Vittel.

Le lendemain, une crise éclate ; elle ressemble à toutes les précédentes et donne deux graviers de matière colorante de la grosseur d'un pois.

A partir de ce moment, et sous l'influence de l'eau de la source Marie *intùs et extrà,* les crises ont été supprimées ; l'appétit est devenu excellent, les gardes-robes régulières ; l'ictère et les démangeaisons ont complètement disparu.

Plus tard, la menstruation s'est régularisée. Les choses en étaient là, et Mme D... avait repris son embonpoint et son état de santé primitifs quand arrivèrent dans la ville qu'elle habite les Allemands, aux exigences et aux mauvais traitements desquels elle fut exposée ; moins de huit jours après, elle eut une crise et un mois après une autre ; mais on ne trouva dans la matière des selles que de la gravelle biliaire, mais pas de calculs.

Mme D... se remit ensuite peu à peu, et, en 1871, le résultat d'une nouvelle cure à Vittel fut très-favorable.

Ve OBSERVATION.

Cette observation est presque identique à la précédente ; elle n'en diffère que par la nature des produits biliaires, qui, dans le cas précédent, consistaient d'abord en calculs de matière colorante et plus tard en gravelle exclusivement ; tandis qu'ici il s'agit de gravelle, de cholestérine d'emblée qui n'a jamais, jusqu'ici du moins, dégénéré en calculs.

Mais, à part cette différence, il s'agit, dans l'un et l'autre cas, d'une lithiase des voies biliaires, améliorée d'une manière inespérée par une cure d'eau minérale à Vittel, et ayant repris ensuite un caractère aigu à peu près à la même époque, dans les mêmes conditions de frayeur. Il s'agit encore de l'invasion allemande et des violences qui l'accompagnèrent. Peu à peu les accidents disparurent comme dans l'observation IV.

Hérédité.—Enfin, vient la question d'hérédité.

Quelques praticiens, voulant à toute force trouver dans les ascendants les germes du développement des coliques hépatiques, ont accusé de cette paternité les maladies les plus diverses : la migraine, les affections du cœur, la phthisie pulmonaire, les hémorrhoïdes.

Les idées préconçues jouent un grand rôle dans les recherches de ce genre.

Nous sommes loin de nier l'influence de l'hérédité; nous lui accordons même une large part dans la génèse des maladies qui nous occupent; mais dans l'espèce, nous la restreignons, d'accord avec le Dr Petit, aux affections du foie de nature inflammatoire ou non.

L'*embonpoint* a été considéré à tort comme une cause productrice des calculs; pour s'en convaincre il n'y a qu'à jeter un coup-d'œil sur les cadavres de femmes mortes à la Salpêtrière avec des calculs biliaires; il en est d'assez nombreuses qui sont d'une maigreur extrême.

Frerichs, Durand-Fardel et d'autres auteurs n'admettent pas une *diathèse calculeuse* biliaire « fondée, comme la diathèse calculeuse rénale, sur la transformation anormale des matériaux de l'économie.» Ces concrétions dépendent bien plus de troubles locaux que de causes générales.

Il faut mettre en première ligne toutes les causes générales ou locales qui ralentissent le cours de la bile; et en effet, dans l'énumération de chacune de celles que nous venons d'examiner, nous trouvons un terme commun : c'est le ralentissement de la circulation biliaire.

Toutes les tumeurs ou tuméfactions qui créent un obstacle à la libre circulation de la bile, le catarrhe de la vésicule ou des tuyaux biliaires, sont également des causes locales d'une grande importance.

Ces causes prédisposantes bien reconnues, par quel mécanisme intime la bile abandonne-t-elle ses éléments précipitables pour la formation des calculs? Autrement dit : Quelle est la cause déterminante de la lithiase biliaire ?

Nous examinerons cette question après l'étude chimique des calculs.

CHAPITRE III.

SIÉGE ANATOMIQUE DES CALCULS BILIAIRES.

On les trouve depuis les radicules les plus exiguës du canal hépatique jusqu'à l'embouchure dans l'intestin du canal cholédoque et même dans le tube intestinal. Plus les canaux qui les renferment sont ténus, plus les calculs sont de petit volume ; pourtant leur accumulation ou leur volume peuvent dilater leur contenant en forme d'ampoule plus ou moins volumineuse.

On en trouve généralement peu dans le canal hépatique proprement dit.

« C'est dans la vésicule biliaire que les calculs se rencontrent le plus fréquemment et en plus grande quantité; c'est leur principal foyer de formation et le point de départ habituel de nombreux troubles qu'ils peuvent occasionner.» (Frerichs.)

Souvent la vésicule devient malade elle-même comme une vessie calculeuse.

Les calculs qui abandonnent la vésicule s'engagent dans le canal cystique, puis le cholédoque, et viennent tomber dans l'intestin, à moins qu'ils ne déterminent des adhérences inflammatoires avec les organes voisins, ne les perforent et n'arrivent à l'extérieur qu'à la faveur d'un abcès.

CHAPITRE IV.

ÉTUDE PHYSIQUE ET CHIMIQUE DES CALCULS BILIAIRES

Nombre.— Un calcul unique est rare, à moins qu'il ne soit très-volumineux; témoin l'observation VII, qui relate le fait de l'expulsion d'un calcul gros comme un œuf de poule, qui ne fut précédé ni suivi d'aucun autre.

Par analogie avec la lithiase urinaire, on trouve des calculs biliaires, de la gravelle biliaire, même de la boue biliaire. Dans ces derniers cas, les grains de sable, variables quant au volume, depuis celui d'un grain de sable très-fin jusqu'à la dimension de petites graines oléagineuses, peuvent être en quantité innombrable et former au fond du vase une couche épaisse quand les matières ont été séparées par le lavage.

Storck en a compté 2,000, Hoffmann 3,646; dans la collection d'Otto, on voit une vésicule qui en renferme plus de 7,000.

Ces quantités se rapportent sans doute à des faits de gravelle biliaire, comme j'en ai observé plusieurs cas où le sable formait après le lavage une couche très-épaisse au fond du vase. (V. Obs. VI.)

La recherche des sables ou calculs ayant traversé l'intestin se fait de plusieurs manières; et malgré la répugnance qu'inspirent ces investigations, on ne doit cependant pas les négliger, car il importe, dans tous les cas où le doute est permis, de pouvoir constater la véritable nature de la maladie.

La manière la plus fréquemment employée est la suivante : les matières fécales, telles qu'elles sont rendues par l'intestin à la suite d'un lavement, d'une purgation ou spontanément, seront reçues dans un grand vase de porcelaine ou de faïence blanche, et étendues de leur volume d'eau. Avec un petit balai on les divisera en rompant et écrasant les matières résistantes; quand l'eau a pris une teinte très-foncée, on la décante en ayant soin de ne pas verser les portions qui restent au fond du vase. On verse une nouvelle quantité d'eau, et on bat le tout une seconde fois avec le petit balai ; puis on décante, et ainsi de suite jusqu'à ce que l'eau soit claire. A la suite de ces opérations successives, il restera quelque chose, ou il ne restera rien au fond du vase : la gravelle et les calculs étant à l'état frais plus pesants que l'eau, on les trouvera inévitablement au fond du vase ; à la fin de l'opération, on les mettra sécher sur un linge ou une feuille de papier, et on les soumettra ensuite à l'examen qu'on se propose de faire de leur composition.

On peut aussi se servir d'un tamis, sur lequel on verse les matières, que l'on soumet ensuite à un courant d'eau continu; es matières solubles sont entraînées.

C'est rarement dans une des selles qui suivent de près une crise de coliques hépatiques que l'on trouvera les produits cherchés, mais dans les selles qui le lendemain ou plus tard auront été expulsées spontanément ou sous l'influence d'une purgation.

Nous distinguerons les concrétions biliaires, d'après leur volume, en :

1° *Gravelle ou sable biliaire*

Dans les recherches cliniques, on trouve quelquefois la gravelle biliaire en telle abondance, qu'en remuant les matières avec un petit bâton, elles donnent la sensation d'un mortier épais fait avec du sable à bâtir assez gros.

Je citerai pour preuve l'observation suivante :

OBSERVATION VI.

M. X..., 52 ans, grand, gros, d'une constitution molle; retiré du commerce depuis quelques années, il est tombé depuis ce temps dans la plus complète inactivité.

Les premiers symptômes de la maladie se produisirent du côté de l'estomac et se manifestèrent par de la lenteur dans les digestions; ensuite, survinrent des indigestions ; l'appétit diminua. On attribua ces phénomènes au défaut d'exercice. M. X... essaya d'en prendre ; il ne put y réussir, et se fatigua, sans autre résultat que de précipiter l'arrivée des crises. Elles eurent toujours la région de l'estomac pour théâtre, et s'accompagnèrent constamment du vomissement des aliments. Je ne fus pas témoin des premières crises ; mais j'en observai une caractéristique, quelques jours après son arrivée à Vittel en 1865.

Je remarquai que les téguments étaient sans consistance et la peau insuffisamment animée ; on aurait dit une légère bouffissure générale. La crise ressembla à toutes les précédentes, éclata deux heures après le repas du matin, s'accompagna de vomissements, de sensibilité diffuse dans la région hépatique et un peu plus tard de teinte subictérique de la conjonctive et des ailes du nez, en même temps que l'urine renfermait les éléments colorants de la bile.

La crise se termina dans l'espace de quatre à cinq heures par de l'assoupissement et une sueur profuse. Dans la nuit, une selle spontanée très-abondante, sans matières dures ni diarrhée, ayant occasionné des douleurs cuisantes à l'anus, fut rendue et conservée. Je l'examinai le lendemain, après lavage préalable, et j'y constatai une quantité considérable de grains jaune clair, résistants sous les doigts à l'écrasement, avec quelques cristaux brillants de cholestérine, mais plus principalement composés de matière colorante biliaire. Leur quantité égalait réunie le volume d'un petit œuf de poule ; leur nombre n'a pas été déterminé ; il y en avait de la grosseur d'un grain de plomb de chasse n° 7.

Pendant quatre jours consécutifs, une selle quotidienne donna le même résultat en nature et en quantité ; le malade se remit assez promptement, et l'on cessa les recherches.

Il fut fort étonné de cette découverte ; jusque-là il n'avait invoqué sérieusement les lumières d'aucun médecin.

La gravelle peut exister indépendamment de calculs et réciproquement.

Tantôt elle est d'un jaune plus ou moins foncé, tantôt d'une teinte noirâtre.

Quelques personnes ne soupçonnant pas être atteintes de gravelle biliaire, trouvent quelquefois, en se livrant à leurs soins habituels de propreté, de petits produits durs, résistants, insolubles dans l'eau, qui ne sont autres que de petits calculs biliaires qui ont franchi la vésicule et son tombés dans l'intestin sans provoquer de coliques.

Toutefois je dois à ce sujet mettre en garde contre certaines découvertes dont on me fait quelquefois le confident, et qui ne sont autres que de petits pépins de fruits rouges, groseilles, fraises, framboises surtout. Ces petits produits noirâtres, durs, ridés, de la forme d'un haricot, mais d'un bien moindre volume, ressemblent au premier aspect à des concrétions hépatiques; mais on en vérifiera la nature de la manière suivante: après les avoir lavées et essuyées dans un linge, on les divisera soit avec l'ongle, soit avec un canif, et on distinguera la pellicule d'enveloppe et l'amande qu'il ne sera pas impossible d'écraser et même de diviser en ses divers cotylédons; l'amande écrasée sur du papier le graisse à la manière de l'huile ou de toutes les graines oléagineuses.

2° *Calculs moyens.* — Les calculs moyens, et j'appelle ainsi ceux qui ont le volume d'un pois ou un peu moins, sont également de coloration et d'aspect variables ; ils sont généralement onctueux au toucher, tantôt de forme irrégulière, mais jamais à angles très-aigus, tantôt taillés géométriquement par le fait de frottements sur plusieurs de leurs faces par d'autres calculs. Cette forme même est capable d'apporter quelques lumières au pronostic.

Leur densité, à l'état sec, est inférieure à celle de l'eau ; à l'état frais, ils gagnent le fond du vase. Leur consistance, quelquefois assez faible pour se laisser rayer profondément par l'ongle ou écraser entre les doigts, est d'autres fois très-grande ; tantôt c'est un simple épaississement de la bile, tantôt une concrétion très-dure.

Ils peuvent affecter une forme rameuse semblable à la configuration anatomique de l'arbre biliaire. Un malade soumis actuellement à mon observation, en rendit, il y a huit à neuf ans, plusieurs ayant la forme d'une branche de corail.

On en a trouvé de canaliculés ; les parois des vaisseaux s'étaient incrustées, leur centre était resté perméable.

La coloration des calculs varie du blanc grisâtre (calculs de cholestérine) au brun foncé et brun verdâtre.

3° *Calculs volumineux.* — Le volume extrême des calculs peut être considérable. Neckel en a décrit un de cinq pouces de long et de quatre pouces de circonférence. Un calcul solitaire, qui a pu grossir à son aise, remplira complètement la vésicule et se moulera sur son intérieur.

Quelle est la dimension extrême qui permette à un calcul d'être expulsé par les voies naturelles ?

Question intéressante qui n'a pas encore reçu de solution, quoiqu'à la page 142 de son *Traité des coliques hépatiques,* M. le Dr Willemain ait cité quelques cas de calculs volumineux. L'observation suivante, intéressante à plus d'un point de vue, démontre jusqu'à quelle distension peuvent arriver les canaux biliaires pour livrer passage à un calcul.

OBSERVATION VII.

Accidents fébriles.— Lésions des organes urinaires.—Cas très-intéressant.

M. C..., âgé, à l'époque des premiers accidents, de 47 à 48 ans, actuellement de 60 à 62 ans, a longtemps mené une vie assez active comme industriel fabricant, sauf quelques années avant ses premières crises.

L'embonpoint est assez notable ; mais cet embonpoint manque d'énergie ; le ventre est développé et mollasse, lourd à porter ; les joues sont pendantes ; les jambes s'engorgent dans la soirée ; le teint est jaunâtre ; la sclérotique est suffusée. M. C... est gros mangeur ; la digestion passe à l'état de labeur avec plus ou moins de flatulences, et après son repas il fait volontiers sa sieste ; il ne prend de l'exercice qu'avec répugnance.

La tête est habituellement lourde.

Quelques accidents du côté du cœur, très-légers à la vérité, expliquent l'œdème des jambes ; le travail de la digestion donne la clef des difficultés respiratoires momentanées.

Des accidents anciens du côté des voies urinaires ont amené l'inflammation de la prostate, sa fonte purulente et sa disparition presque complète, ainsi que le fait a été constaté par MM. Michon et Robert, en notre présence. Les urines continuent à déposer des produits muqueux. Le canal de l'urèthre n'est pas libre.

Rien à la peau ; pas de soupçons de goutte, ni d'arthritisme quelconque. Selles à peu près quotidiennes.

Tel est à peu près l'état du malade en 1858. — Cette même année, il vint à Vittel pendant vingt-trois jours. L'usage de l'eau parut multiplier les accès, qui venaient toujours dans la soirée.

L'hiver se passa sans incident notable.

En 1860 et 1861, usage de l'eau de Vichy sur place. La fin de l'année 1861 fut tourmentée par des fatigues brusques, par des dérangements d'estomac; l'œdème des jambes augmenta notablement. M. C.... devint sensible au froid ; il s'enrhuma à plusieurs reprises, et il commença à être atteint de quelques accès à forme peu régulière ; ils commençaient toujours le soir par du frisson, avec refroidissement général, claquement des dents, pâleur, vertiges, céphalalgie durant plusieurs heures, pendant lesquelles on s'efforçait de réchauffer le malade ; mais les phénomènes duraient de trois à quatre heures. Une fois la circulation rétablie, la chaleur revenue, il survenait une moiteur légère, mais jamais de sueur abondante ; il y avait de la détente alors, et le malade s'assoupissait.

Pendant ce temps, le pouls était petit, concentré, fréquent. A l'apparition de la moiteur, il redevenait un peu plus ample et souple, et une fois l'accès complètement terminé, il n'avait jamais une grande ampleur, comme aurait pu le faire supposer la constitution du malade.

Le lendemain, il y avait de la lassitude ; mais, au début, l'appétit se conservait assez bon ; la langue, même dans les moments de calme, était constamment jaune à la base.

Du côté du ventre, et pendant les accès, le malade ressentait de la gène, de la constriction ; il y portait souvent la main, demandait que les frictions fussent faites sur cet endroit, entre le creux de l'estomac et l'ombilic, et un peu à droite.

Le foie, souvent exploré, ne dépassait pas les fausses côtes ; on ne sentait pas non plus la vésicule; on déterminait à l'endroit susmentionné, par la pression, une sensation de malaise obscur ; on y trouvait de l'empâtement par la palpation.

La matière des selles n'indiqua jamais rien d'anormal.

Les accès, qui ne se présentaient d'abord que tous les six, sept, huit jours sans régularité, éclatèrent plus fréquemment, se rapprochèrent tous les trois, quatre jours, sans cependant offrir rien de bien régulier.

M. C... rentra à cette époque à Paris, et la scène successive des accidents les plus graves avec le résultat le plus inattendu se déroula dans l'espace de cinq semaines environ (mars 1862).

La forme et le type des accidents fébriles demeurèrent les mêmes ; mais la faiblesse augmenta, et l'appétit se perdit presque complétement; à l'embonpoint, qui s'était conservé, mais avec flaccidité des chairs, succéda une très-grande maigreur ; les téguments prirent la coloration jaune-paille des cachexies organiques ; le pouls était faible, les selles normales, le foie indolore; la région située entre l'estomac et l'ombilic était toujours le siége d'une douleur fixe, peu aiguë, sourde et s'exaspérant dans les accès de fièvre. Les avis les plus variés furent émis à propos de ce cas des plus obscurs ; mais personne ne soupçonna la véritable cause de la maladie.

Les urines restent catarrhales ; le jet est exigu, déformé, peu énergique. M. Rayer, appelé en consultation, prescrit le lait d'ânesse et l'eau de Contrexéville à boire dans le courant de la journée. La première bouteille était à peine terminée, que, le 12 mars, un incident nouveau vint compliquer la situation.

Le malade, en urinant, s'aperçoit qu'il rend du sang ; je constate, en effet, que c'est du sang pur. Une heure après, le malade en rend encore. Le pouls est faible ; le malade est menacé d'une syncope ; le basventre est développé ; la région vésicale est sensible à la pression ; la vessie s'emplit ; il n'y a pas d'accès de fièvre qui menace actuellement.

Je fais appliquer immédiatement une vessie pleine de glace sur le ventre ; le malade ouvre les yeux ; il a l'air hébété. Il veut se lever pour uriner ; il tombe en syncope sur son oreiller. La syncope passée, il fait, mais sans se lever, un nouvel effort pour uriner : il ne peut y parvenir. On essaie de passer une sonde dans la vessie : c'est impossible ; et, malgré les nombreuses tentatives opérées très-patiemment et très-habilement par MM. Michon et Robert, que j'avais fait mander dans la matinée, on arrive invariablement dans un cul-de-sac, que l'on suppose être l'ouverture par laquelle la prostate suppurée s'est vidée dans le canal de l'urèthre.

On convient que si, dans la journée pour midi, le malade n'a pas évacué quelque peu du liquide contenu dans la vessie, on pratiquera la ponction vésicale. Heureusement, le malade put uriner d'abord un peu, puis un peu plus, et finalement il vida sa vessie, qui renfermait à peu près un litre de sang. A cette hémorrhagie, qui ne se reproduisit plus, succéda un catarrhe purulent, qui disparut peu à peu, et, somme toute, l'urine, au bout d'une dizaine de jours, avait repris l'aspect qu'elle avait avant l'hémorrhagie, et pendant tout le temps que ce catarrhe dura, les accès de fièvre furent suspendus. L'appétit revint un peu ; on crut à une crise favorable ; le malade, qui n'était plus qu'une ombre, se levait et faisait quelques pas dans la chambre.

Tout espoir de mieux définitif ne tarda pas à s'évanouir ; les accès de fièvre revinrent tous les deux jours, puis tous les jours ; les vomissements, la diarrhée survinrent, et dans les derniers jours du mois de mars toute espérance était anéantie : le pronostic fatal devait sous peu de jours se réaliser. Le malade lui-même est convaincu qu'il n'a plus que quelques jours à vivre. L'estomac ne peut plus rien supporter.

Dans les premiers jours d'avril, le malade éprouve, dans le courant de la journée, des coliques et un malaise inaccoutumé dans l'abdomen ; on le met à grand'peine sur un vase de nuit ; il fait un effort, et l'on entend un corps dur tomber dans le vase avec un peloton de matière et des déjections diarrhéiques ; mais la douleur a été si vive au passage du corps étranger à travers l'anus, que le malade tombe en syncope, en entraînant la personne qui l'assistait. On le croit mort ; on le frictionne : il revient à lui et s'endort profondément.

Vérification faite du vase, qui, par le plus grand des hasards, n'avait pas été renversé, on y trouve un énorme calcul biliaire de la taille d'un œuf de poule, creusé sur une de ses faces d'une forte cavité et beaucoup de gravelle biliaire. Le calcul, ainsi que la gravelle, est composé de matière colorante biliaire avec des paillettes brillantes de cholestérine ; il n'y a pas de coque d'enveloppe de matières calcaires, ce qui doit éloigner l'idée d'un calcul intestinal et même éloigner l'idée d'un long séjour de ce corps étranger dans l'intestin.

Le malade se remit promptement, et depuis lors il n'a plus éprouvé d'accidents du côté des voies biliaires.

Ces accidents qui sont des plus graves, et ce calcul qui est des plus gros qu'on ait jamais observés, se sont développés d'une manière tellement insidieuse, que le diagnostic n'a jamais été posé d'une manière même approximative ; on pensait avoir affaire à quelque affection cancéreuse profonde du ventre, ayant plus tard jeté ses racines ou s'étant développée concurremment dans la vessie, et M. Michon disait à ce sujet, une fois le calcul rendu : « Nous ne savions qu'une chose, c'est que le pronostic était des plus graves ; mais si nous avions pu découvrir de quoi il s'agissait, il eût été, si possible, bien plus grave encore. »

Structure intérieure. — Deux formes se présentent généralement :

1° Forme rayonnée ou en stries ;

2° Forme ondulée ou en couches superposées.

A. Dans la forme en stries, les rayons partent d'un point central, et vont gagner la périphérie en s'écartant sous forme d'éventail. Les calculs de cet aspect sont légers, peu colorés, quelquefois nacrés ; ils sont composés de cholestérine presqu'exclusivement.

B. Dans la seconde forme, il y a un ou plusieurs noyaux autour desquels se déposent régulièrement des couches concentriques dont les plus extérieures sont dites couches corticales et ne manquent presque jamais.

On a trouvé des noyaux constitués par de petits caillots, des lombrics, un noyau de prune passé dans la vésicule à travers l'estomac ; le plus souvent c'est un ou plusieurs calculs hépatiques formés de matière colorante et unis par du mucus.

La couche moyenne est striée et composée de cholestérine. Les couches corticales, c'est-à-dire les plus superficielles, se distinguent des autres par leur coloration brune ou verdâtre plus foncée que les couches moyennes, par une épaisseur uniforme èt une plus grande dureté. Leur composition est plus compliquée, que celle de la couche moyenne.

Ces calculs sont principalement formés de matière colorante biliaire unie ou combinée à des sels de chaux et de magnésie.

Composition chimique. — Les éléments constituant des calculs biliaires, sont :

1° *La cholestérine* qui entre presqu'exclusivement dans la composition des calculs de la première espèce (calculs radiés). On la sépare des calculs en traitant ceux-ci pulvérisés et desséchés par un mélange à volume égal d'alcool concentré et d'éther pur ; la cholestérine étant soluble dans ce réactif, en est ensuite séparée par l'évaporation, desséchée à 110 degrés, et pesée.

La cholestérine se trouve dans la bile de tous les animaux, dans le sang, le pus, le cerveau, le foie, surtout les foies gras, dans l'urine de la maladie de Bright.

On la trouve aussi dans le blé, le seigle, l'orge, les pois, dans une foule de graines où les animaux la puisent toute formée. Dans la cyrrhose, elle s'accumule dans le sang.

Elle se dissout dans l'alcool bouillant, dans l'éther, la benzine, le chloroforme ; elle est inattaquable par les *solutions alcalines* même concentrées.

Elle se colore de diverses nuances sous l'influence de l'acide sulfurique et d'un peu d'iode ; il en est de même avec l'acide sulfurique après dissolution dans le chloroforme. Si, à la cholestérine traitée par ces deux réactifs, on ajoute deux ou trois gouttes de perchlorure de fer, il se fait un dépôt rouge brique, la liqueur se colore en rouge, puis violet, et enfin, au bout d'un ou deux jours, le dépôt se décolore et devient tout-à-fait blanc. Cette réaction est caractérisque (Méhu).

2° *Les matières colorantes biliaires :*

a. Bilirubine ou cholépyrrhine.

b. Biliverdine.

c. Bilifuscine.

d. Biliprasine.

e. Bilihumine.

Ces quatre dernières paraissent provenir de la biliburine par le fait de diverses transformations que cette matière subit au contact de l'air, ou par ses combinaisons avec la chaux et la magnésie.

Pour isoler ces matières colorantes, on les traite, après séparation préalable de la cholestérine, par l'acide chlorhydrique étendu, qui dissout les sels de chaux et de magnésie et les déplace de leurs combinaisons organiques. En jetant le tout sur un filtre, on obtient, d'un côté, une solution des sels minéraux salifiés par l'acide chlorhydrique ; d'un autre côté, sur le filtre, les matières colorantes qu'on lave à l'eau distillée et qu'on dessèche.

La *bilirubine* est précipitée en grande abondance des urines ictériques par l'acide chlorhydrique. C'est un procédé clinique.

La *biliprasine,* qui colore en noir la surface des calculs biliaires, est insoluble dans les menstrues qui dissolvent les autres matières colorantes de la bile.

La *bilihumine* est encore insuffisamment étudiée.

Toutes les matières colorantes de la bile sont tributaires d'une réaction commune, dite *réaction de Gmelin*, qui consiste à obtenir diverses colorations coordonnées et successives en traitant par l'acide nitrique nitreux un liquide, renfermant des matières colorantes biliaires, comme de l'urine ictérique, ou de la matière calculeuse en solution chloroformique. (Méhu, 128.)

Le chloroforme dissolvant les matières colorantes, on a

songé à l'employer pour fondre les calculs biliaires dans la vésicule. Le résultat n'ayant pas répondu à la théorie, la thérapeutique a abandonné à peu près ce mode de traitement.

3° *Les matières inorganiques* (chaux, magnésie), combinées avec la matière colorante biliaire, qui joue le rôle d'acide.

On obtient ces différents composés en traitant la solution chlorhydrique par les réactifs propres à déceler la présence de la chaux ou de la magnésie dans un liquide quelconque.

Dans cette solution, on trouve souvent du cuivre et presque toujours du fer. Ce dernier métal semble faire partie intégrante des éléments colorés de la bile, comme il se rencontre dans les parties colorées du sang.

CHAPITRE V.

MODE DE FORMATION DES CALCULS.

« C'est à la suite de la stagnation de la bile dans ses couloirs que la colique hépatique survient ; ainsi retenue, la bile peut former des calculs que la nature tend à expulser avec plus ou moins de force, et de là des coliques si douloureuses, avec contraction violente des muscles abdominaux et du diaphragme. » (Portal, 186.)

« Dans un certain nombre d'états morbides, et en particulier quand, accidentellement, la bile a séjourné longtemps dans la vésicule ou dans quelque autre partie des voies biliaires, on peut voir s'y produire plusieurs variétés de dépôts sédimenteux. » (Robin, *Leçons sur les humeurs*.)

« On observe fréquemment le passage accidentel de la matière colorante de la bile à l'état solide dans les canaux hépatiques eux-mêmes, à l'exclusion de toute addition des autres principes de la bile. » (*Id.*, *ibid.*)

Sans se prononcer sur la nature des différents états morbides sous l'influence desquels se précipitent certains éléments de la bile avec une notable densité, et plus tard avec une consistance pierreuse, M. le professeur Robin, d'accord avec beaucoup d'autres physiologistes, admet encore comme cause de la formation de la lithiase biliaire la précipitation de ses éléments.

La bile normale renferme donc en dissolution tous les éléments constitutifs des calculs biliaires, à l'exception des cellules épithéliales et du mucus, qui sont le résultat d'un état pathologique des voies biliaires.

La question peut donc être posée en ces termes : Sous l'influence de quelles causes prochaines, locales, la bile abandonne-t-elle ses éléments salins et colorants pour constituer des calculs ?

D'après Frerichs, qui s'est occupé d'une manière toute particulière de la pathologie du foie, la formation des calculs ne doit être considérée comme le résultat de la précipitation des éléments de la bile qu'à la condition que la bile subisse une altération préalable qui consisterait dans la réduction du chlorate de soude sous l'influence du mucus de la vésicule ; mais on ne remarque ces phénomènes que sur la bile qui est stagnante.

Ainsi donc, pour Frerichs, la succession des phénomènes préliminaires à la formation des calculs est celle-ci :

Production anormale de mucus dans la vésicule, décomposition de cholate de soude et passage de la bile de l'état alcalin à l'état acide ; abandon, par la bile en stagnation, de certains de ses éléments ; précipitation de la bilirubine ou cholépyrrhine et des autres principes colorants : de là, formation des calculs. Quant à la chaux, elle serait sécrétée par la muqueuse de la vésicule biliaire.

En admettant que ces vues soient légitimes, quoiqu'elles n'aient pas subi le contrôle de la démonstration expérimentale, nous remarquerons que la production anormale de mucus peut avoir lieu, non seulement dans la vésicule, mais encore dans les canaux biliaires, puisqu'on a trouvé des calculs dans les différentes ramifications des conduits hépatiques, ce qui nous conduit à admettre dans certains cas une affection catarrhale généralisée des conduits hépatiques ; mais d'autres éléments encore sont à prendre en considération dans la solution de ce problème.

« Si l'on veut pénétrer dans les détails, on trouve encore bien des lacunes à combler », avoue Frerichs. Et, en effet, la question, simple au premier coup-d'œil, apparaît tout-à-coup à peu près insoluble quand on en analyse scrupuleusement les données diverses.

M. Fauconneau-Dufresne admet des prédispositions individuelles qui rendent aptes à être atteints de calculs biliaires certains individus plutôt que d'autres ; et il considère le catarrhe des voies biliaires comme un résultat et non comme une cause de la formation des calculs biliaires, par analogie avec ce qui se passe lors de la production de sables ou de graviers uriques qui sont constamment accompagnés de mucosités sécrétées par la muqueuse des calices et des bassinets.

Nous voyons, et dans la vésicule et dans le rein, des corps étrangers déterminant par leur présence une irritation locale, dont le résultat est la production de mucosités jouant dans les deux cas le rôle de gangue, de ciment, de moyen d'union entre les diverses parties élémentaires des calculs.

Les phosphates et les carbonates de chaux tirent leur origine de la sécrétion pathologique de la muqueuse malade, comme la muqueuse vésicale sécrète des produits calcaires qui grossissent les calculs dans les cas de lithiase urinaire. Nous partageons cette manière de voir.

Nous trouvons, du reste, la question très-bien exposée dans l'article PATHOLOGIE BILIAIRE du *Dictionnaire encyclopédique des sciences médicales,* que nous allons résumer.

Les conditions de la présence des calculs dans les voies biliaires, ou les causes déterminantes de la formation des concrétions hépatiques, seraient les suivantes :

1° Précipitation et agglomération des matériaux normalement dissous dans la bile ;

2° Causes capables de maintenir ou retenir dans les voies biliaires la masse morbide. Mais l'abandon par la bile de certains matériaux dissous est subordonné nécessairement, dans une bile stagnante, soit à une altération du liquide biliaire, soit à un trouble quelconque dans les conditions de son élaboration.

La première de ces conditions, c'est quand les matériaux constituant les calculs se trouvent dans la bile en quantité plus grande qu'elle n'en peut dissoudre.

Une autre condition, c'est quand les dissolvants existent en quantité insuffisante ou ne possèdent pas les conditions chimiques indispensables à cette solution : par exemple, quand la bile a diminué de quantité, quand les sels de soude ne s'y trouvent pas à la dose normale et que la bile devient acide, quand elle renferme des éléments nouveaux propres à déterminer la précipitation de la cholestérine et des matières colorantes, comme les sels de chaux ; mais les conditions physiologiques sous l'influence desquelles se produisent ces diverses modifications sont encore dans le domaine de l'hypothèse. Ce qui ressort de moins contestable des suppositions ingénieuses des pathologistes, c'est que « la surabondance des matériaux précipitables de la bile se rencontre avant tout dans le cas où l'écoulement biliaire est ralenti ou suspendu. » (*Dict. enc. des sc. méd.*)

CHAPITRE VI.

SYMPTOMATOLOGIE.

La colique hépatique n'étant qu'un accident d'une maladie, qu'un effort de la nature pour expulser des corps étrangers qui entravent le jeu des organes ou des fonctions, il y a lieu de considérer l'affection qui nous occupe :

1° Dans ses manifestations générales avant l'explosion d'une crise ;

2° Pendant la crise elle-même, c'est-à-dire pendant les coliques hépatiques ;

3° Dans l'intervalle des crises ou après une ou plusieurs crises.

1° *De l'état du malade avant l'explosion des crises.*

Existe-t-il des signes capables de faire soupçonner la présence de la gravelle dans les canaux biliaires antérieurement à l'explosion de coliques hépatiques ?

« Des calculs peuvent exister en grand nombre dans les voies biliaires sans se révéler pendant la vie par aucun phénomène morbide.» (Grisolle.) Les autopsies de la Salpétrière et des Invalides ont maintes fois offert l'exemple de vésicules biliaires entièrement remplies de calculs, et depuis longtemps, sans que ces individus pour la plupart aient eu des coliques hépatiques.

Un certain malaise général accompagné de vertiges et de troubles permanents de la digestion, avec une légère teinte sub-ictérique du visage, surtout autour des yeux et des ailes du nez, peuvent être pendant longtemps les seuls signes capables de faire soupçonner quelques lésions du côté du foie, si l'on n'a pas de bonnes raisons pour les rapporter à l'estomac directement. Ces dérangements peuvent durer longtemps, mais il est en général impossible de se prononcer tant qu'une crise de coliques hépatiques n'a pas mis sur la voie d'une manière indubitable. Il est rare que des coliques hépatiques éclatent en bonne santé complète ; à l'époque de l'explosion des accidents aigus, et en dirigeant l'attention des malades du côté de leurs fonctions digestives, on finit par apprendre que depuis longtemps la digestion est lente, laborieuse, que l'estomac se gonfle après le repas, que l'appétit est capricieux, qu'il y a de la constipation, que la bouche est mauvaise le matin, que souvent on rend de la *pituite* amère, et qu'on est parfois tourmenté de *crampes d'estomac* qui apparaissent, soit pendant une digestion régulière, soit sous l'influence de quelqu'aliment excitant ou de difficile digestion. La langue n'est presque jamais nette. A des troubles même assez graves, il peut succéder un temps de répit assez long, puis les mêmes phénomènes reparaître. Enfin, une crise de coliques fait explosion, provoquée ou non par une cause physique ou morale.

Quelquefois les crises ne sont pas franches, semblent ne pas sortir des limites de l'estomac, ne reçoivent de la nature des urines aucun signe confirmatif ou infirmatif, et laissent le médecin dans la plus grande incertitude ; jusqu'à plus ample information, on se retranche derrière le diagnostic de *gastralgie* plus ou moins périodique.

M. le Dr Senac fait suivre ces idées des sages recommandations suivantes :

« Le médecin doit avoir toujours présent à la pensée le développement possible des coliques hépatiques lorsqu'existent du côté du foie ou de l'estomac des accidents dont la persistance ou la répétition ne sont pas suffisamment expliquées. La probabilité de l'explosion sera plus grande encore si le sujet en observation appartient à une famille arthritique. « J'ajoute

» et si les phénomènes prémonitoires se montrent à l'estomac et au foie simultanément ou successivement. »

L'exploration directe est-elle toujours capable de révéler quelque chose ?

« On ne peut distinguer sûrement la présence des calculs dans le foie que dans des conditions très-favorables. » (Frerichs.) Si les calculs siégent dans le canal hépatique et que son calibre soit complètement obstrué, on observe les symptômes des obstructions biliaires, surtout de l'ictère, et la tuméfaction du foie.

Dans la vésicule, leur présence est moins difficile à constater que dans les autres points de l'appareil biliaire.

En effet, comme elle est plus accessible au toucher, on a pu, dans quelques circonstances, mais notons de suite qu'elles ne sont pas communes, constater par la palpation une augmentation de volume de l'organe, s'accompagnant de douleurs gravatives au creux épigastrique avec propagation à la pointe de l'omoplate, aux lombes, à la hanche droite.

Un examen attentif fait percevoir un corps globuleux et dur au siége anatomique de la vésicule, quand le calcul est unique et volumineux, ou bien un choc, une espèce de craquement quand ils sont nombreux. J.-L. Petit en compare le bruit à celui que feraient des noix qu'on agiterait dans un sac. Ces phénomènes sont des plus rares ; l'altération des parois de la vésicule, sa suppuration, sa rupture, ne sont pas non plus des cas communs. Je connais néanmoins une dame, actuellement âgée de 71 ans, qui, à l'âge de 57 ans, fut prise d'accidents aigus dans la région épigastrique ; il se forma un abcès au fond duquel on trouva un calcul biliaire du volume d'un petit œuf de poule, accompagné d'une grande quantité de sable. La poche fut nettoyée complètement, l'abcès se cicatrisa, et depuis lors la guérison ne s'est pas démentie ; de plus, la lithiase biliaire ne s'est pas reproduite.

Presque tous les auteurs ont signalé l'existence d'accès de fièvre très-analogues aux accès de fièvre intermittente dans les cas de lithiase biliaire, et débutant, comme les accès intermittents légitimes, par des frissons, puis chaleur centrale et accélération du pouls, rarement de la sueur.

Ces frissons, qui se répètent à chaque accès, s'accompagnent de douleurs à l'hypochondre droit, de vomissements, d'urines bilieuses, de selles blanchâtres et d'ictère, en un mot, de tous les symptômes de l'obstruction des voies biliaires.

« Il faut alors bien considérer s'il ne survient pas dans la *soirée* une augmentation de chaleur, souvent précédée de frissons plus ou moins intenses et durables, fugaces ou prolongés, car ils annoncent un commencement de suppuration dans le foie, surtout si les douleurs de coliques diminuent. Divers exemples de suppuration à la suite de coliques hépatiques ont été rapportés par les auteurs. » (Portal, *Maladie du foie.*)

Les symptômes du côté du foie faisant souvent défaut, de bons praticiens ont pu s'y méprendre, et penser avoir affaire à des accès intermittents à quinquina ; Frerichs en rapporte un exemple où le sulfate de quinine échoua complètement.

Le stade de sueur manque très-souvent, mais le phénomène douleur, qui apparaît généralement le premier, est aussi le dernier à disparaître.

Quelques crises de lithiase hépatique ont pu se borner à ces deux seuls symptômes. On a même pensé que le frisson seul ou alternant avec la douleur de l'hypochondre pouvait caractériser une colique hépatique. M. le Dr Magnin en cite un cas tiré de la pratique de M. Charcot, et communiqué par ce médecin éminent. (Voyez ma septième observation.)

A quelle cause doit-on rapporter ces accès de fièvre ?

Considérant que l'introduction d'une sonde ou la présence de corps étrangers dans les voies urinaires donnent souvent naissance à des accès de fièvre, quelques auteurs, assimilant ces cas pathologiques aux accès de fièvres hépathiques, ont vu entre eux la plus grande analogie et les ont rapportés à la présence ou à la migration des calculs dans les conduits biliaires (Budd.)

Mais, comme dans plusieurs autopsies de malades ayant succombé après avoir offert à noter des accès de fièvres, on a rencontré et des abcès du foie et des dilatations sacciformes des conduits biliaires contenant un mélange de graviers biliaires et d'un liquide muco-purulent sans abcès du foie, on a été conduit à considérer comme cause de ces accidents la résorption de produits purulents et biliaires. (Leyden.) M. Charcot admet qu'il y a une relation complète entre la migration des calculs et l'angiocholite, et que l'angiocholite est le point de départ des frissons par résorption de produits septiques à travers des éraillures de la muqueuse des canaux biliaires produits par les calculs, ce qui revient à considérer les calculs comme la cause indirecte de l'accès de fièvre.

Incidemment, nous ferons remarquer, après Grisolle, Civiale, Rayer, que des accès de fièvre à caractère pernicieux mais symptomatiques ont pu en imposer pour des accès palustres de même caractère, dans des localités, à Paris, par exemple, où la fièvre paludéenne est extrêmement rare; d'où ce précepte : que, dans toute localité où la fièvre intermittente n'est pas endémique, et même dans ces localités, si l'on se trouve en présence d'accès de fièvre insolites à type irrégulier, il ne faudra jamais manquer d'explorer avec soin le foie et les voies urinaires.

On sera mis surtout sur la voie de la nature de ces accès en considérant leur type anormal, le manque fréquent du stade sudoral, et enfin leur début qui se manifeste plutôt le soir, contrairement aux accès intermittents paludéens qui éclatent ordinairement dans la matinée.

M. le Dr Magnin a établi avec le plus grand soin, dans sa thèse inaugurale, le diagnostic différentiel de ces accès pseudo-intermittents. (Paris, 1869.)

2° *Coliques hépatiques.*

Le début d'une colique a lieu ordinairement par des douleurs faibles, qui progressent rapidement et atteignent en peu de temps un très-grand degré d'acuité ; ce n'est que par exception qu'elles débutent brusquement par une douleur atroce. Souvent elles commencent quelque temps après le repas, « au moment où l'arrivée du chyme provoque l'évacuation du contenu de la vésicule dans le duodénum. (Frerichs.)

Ces douleurs occupent tantôt le creux épigastrique, tantôt le flanc droit avec irradiation du côté du dos, directement en face de l'estomac, vers la pointe du scapulum; ces douleurs sont violentes, quelques malades les comparent à un déchirement intérieur ; très-souvent il survient des vomissements composés d'abord des matières alimentaires que renferme l'estomac, parce qu'au premier signal de la crise la digestion s'arrête, puis de bile, de mucosités, ou si l'estomac est vide, des glaires et de la bile arrivent tout d'abord.

Il existe un malaise inexprimable ; les malades sont couverts d'une sueur froide ; ils s'agitent dans tous les sens, changent de place à chaque instant et poussent des cris lamentables.

Duparcque a signalé un phénomène que l'on rencontre du reste fort rarement. Il consiste en spasmes ou en contractions cloniques des muscles abdominaux du côté droit, qui gagnent ensuite la jambe droite, le bras du même côté, la poitrine, le cou et arrivent à une espèce d'engourdissement de la moitié droite du corps qui peut aller jusqu'à la perte de connaissance. Les patients portent constamment les mains sur le siége de la douleur.

Frerichs, Charcot et plusieurs auteurs signalent dans quelques cas nn frisson intense suivi de chaleur, de sueur et d'élévation de la température, comme ayant accompagné le début de la colique hépatique.

M. le Dr Magnin ajoute à ce symptôme une très-grande importance.

Notre observation n° 7 est un cas à ajouter à ceux déjà connus.

D'autres fois, les crises viennent à propos des règles et aussi régulièrement qu'elles. (Voyez l'observation n° 3.)

Pendant ce temps, le pouls conserve son calme, il est souvent plus faible et même ralenti.

Le creux épigastrique et la région du foie sont le siége d'une sensibilité vive ; dans le flanc droit, sous les fausses côtes, on rencontre parfois de la tension et une telle sensibilité, que la main du malade repousse tout corps étranger susceptible de produire de la pression, et repousse à plus forte raison la main qui vient explorer la région.

La douleur est plus ou moins violente. J'ai été témoin de crises tellement douloureuses chez des femmes, que les mouvements les plus désordonnés en étaient la suite, au point de ne laisser aux malades aucune conscience de ce qui les entourait.

Les premières coliques sont généralement plus violentes que celles qui suivent, par la raison que les premières ne trouvant pas les voies préparées, les calculs sont obligés, à la grande douleur du patient, de se frayer un chemin à travers des canaux naturellement fort étroits, rendus encore plus exigus par le spasme.

La douleur ne persiste que quelques minutes à son summum d'intensité, elle diminue peu à peu et devient plus supportable; les malades tombent dans l'affaissement, ils ont un peu de répit, ils respirent avec plus d'ampleur, quelquefois le calme est assez complet et assez long pour permettre un peu d'assoupissement; mais tout à coup, le patient sursaute sur son lit, et la scène recommence.

La durée totale de la crise est assez variable, depuis quelques heures jusqu'à plusieurs jours ; je l'ai vue durer seize heures avec une intensité vraiment effroyable. Quelquefois les crises n'aboutissent pas au rejet des calculs qui peuvent même rétrograder dans la vésicule et laisser jusqu'à un nouvel effort le malade en repos.

Tantôt de l'ictère consécutif, tantôt pas d'ictère.

La mort peut survenir dans le fort d'une crise.

C'est ordinairement après un violent paroxysme que le calcul, ayant continué de cheminer laborieusement, tombe dans l'intestin ; alors la douleur aiguë cesse brusquement, le malade sent instinctivement que la torture est finie, il respire profondément, tâte son foie, son estomac ; sa figure se détend, il est heureux, la crise a eu sa solution, le corps étranger a franchi les voies biliaires ; le malade ne demande que du repos, il s'assoupit.

Quelques-uns se remettent très-vite, d'autres restent courbaturés pendant plusieurs jours.

L'ictère peut commencer pendant la crise, surtout si elle dure un certain temps avec séjour du calcul dans le canal cholédoque.

L'urine prend tous les caractères qu'elle acquiert dans la jaunisse, et on y découvre facilement les éléments de la bile ; les téguments revêtent la teinte particulière à cette affection.

Mais il s'en faut que chaque colique hépatique s'accompagne d'ictère ; il manque souvent, il dure plus ou moins longtemps, et s'accompagne quelquefois de démangeaison.

Que la crise hépatique se termine avec rapidité ou avec lenteur, la constipation est un phénomène consécutif habituel ; mais quand même il y aurait des selles, elles sont décolorées, grisâtres.

A quoi est due cette violente douleur qui caractérise la colique hépatique ?

Cette question, qui peut avec beaucoup de raison paraître

oiseuse, a pu cependant soulever des doutes dans les esprits les plus convaincus depuis que M. le professeur Beau a cherché à établir que les concrétions calculeuses n'avaient qu'une influence secondaire dans la production des coliques hépatiques.

M. Beau ne nous paraît pas avoir donné de raisons suffisamment convaincantes pour nous faire modifier l'opinion qui attribue la douleur à la migration des calculs. Sa théorie a été complètement réfutée par le docteur Axenfeld. Au surplus, elle ne résisterait pas à la considération suivante, relatée par le docteur J. Magnin.

Le Dr Wolf, dans un travail que son fils a publié, est venu confirmer l'opinion autrefois admise au sujet de la cause des coliques hépatiques, et renverser de fond en comble les hypothèses de M. Beau. Ce médecin, pendant quarante-trois ans de sa pratique, a eu la patience d'examiner ou de faire examiner les selles de tous les malades atteints de coliques hépatiques pendant six, douze et même dix-huit mois ; et dans les quarante-cinq cas qu'il a recueillis, il a trouvé constamment des calculs.

Nous croyons pour notre part que leur absence fait l'exception, et qu'une colique hépatique est à peu près constamment suivie de produits lithiques. Si tous les praticiens étaient doués de la persistante patience de Wolf, on finirait par acquérir la conviction de la réalité des concrétions biliaires comme cause des coliques hépatiques.

Nous avons dit que les calculs, une fois tombés dans l'intestin, la douleur cesse brusquement, et nous répétons que pour les trouver dans les selles, il faut les chercher non seulement dans la première qui suit la crise, mais dans plusieurs successives, mais mieux encore dans celles provoquées par une purgation.

Le résultat des coliques hépatiques peut être du sable biliaire, de la gravelle, des calculs plus ou moins volumineux, de simples épaississements de la bile, comme le démontre le fait suivant :

Observation VIII.

M. de G...., âgé de 23 ans, est atteint depuis deux ans de coliques hépatiques qui ont été parfaitement appréciées et reconnues dès leur début. Elles se reproduisent tous les trois à quatre mois, sont assez violentes, se terminent lentement, s'accompagnent toujours de vomissements et d'ictère. La constipation est l'état habituel. L'exploration directe ne fait rien découvrir ni du côté du foie, ni du côté de la vésicule ; mais depuis longtemps les fonctions de l'estomac laissent à désirer d'une manière permanente.

Une crise dont je fus témoin et qui fut la dernière (du moins M. de G... n'a rien ressenti depuis cinq ans), me permit de recueillir des concrétions biliaires pâteuses, s'écrasant entre les doigts, sans noyau appréciable, d'une coloration trés-foncée, qui n'étaient autre chose que de la bile concrète qui aurait très-probablement pris plus de consistance par le temps.

Les calculs sont plus ou moins volumineux, plus ou moins nombreux. — J'en possède une trentaine rendus à la suite d'une crise, tous munis de facettes; ils ont le volume d'un petit pois. Bermond cite des cas d'agglomération de calculs dont le volume total égalait les deux poings. Si de l'aspect de calculs à facettes on peut conclure que leur nombre est de plusieurs, on ne peut, par contre, tirer aucune conclusion de l'examen d'un calcul lisse, arrondi ou mameloné.

Il en fut rendu sous mes yeux un du volume d'un œuf de poule après des prodrômes de plusieurs années de durée. Cette observation, des plus intéressantes par la série de phénomènes graves et insolites qui se développèrent successivement, et qui finalement aboutirent à l'expulsion d'un calcul biliaire volumineux, est rapportée dans le présent ouvrage, observation septième.

L'on a cité des cas où des concrétions biliaires ayant séjourné longtemps dans l'intestin, y ont acquis un grand volume ou déterminé des accidents d'étranglement dont la mort a pu être le résultat.

Des fistules biliaires, survenues à la suite d'abcès au fond desquels on trouvait des calculs, ont pu persister de longues années et occuper des points assez éloignés du siége anatomique de la vésicule.

Des calculs peuvent également, après des adhérences préalables, s'ouvrir une issue dans des organes internes, dans l'estomac, le jejunum, dans la veine-porte même, comme on l'a constaté à l'autopsie d'Ignace de Loyola.

Les crises de coliques hépatiques peuvent se renouveler au bout de quelques jours, de quelques semaines, ou mettre un intervalle de plusieurs années. Une de mes clientes eut dix crises successives à un jour d'intervalle entre chacune et régulièrement comme une fièvre intermittente à type tierce; à la suite de la plupart d'entre elles, on constata dans les selles soit de la gravelle biliaire d'un brun foncé, soit de petits graviers à facettes.

Une fois les canaux biliaires désobstrués, la bile flue dans l'intestin, et les selles reprennent leur coloration ordinaire; mais lorsque la rétention biliaire est complète, la bile s'accumule dans les ramifications du foie, les conduits se distendent, et il survient des accidents très-graves, tantôt dus à une inflammation qui se termine par des abcès, tantôt amenant une désorganisation du foie avec un ictère chronique; tous accidents qui conduisent ordinairement à la mort.

Ces deux accidents de la lithiase biliaire, dont la description nous entrainerait trop loin, ont été étudiés avec le plus grand soin par M. le Dr J. Magnin, qui en a fait le sujet de sa thèse inaugurale. (Paris, 1869.)

Quand la quantité de bile qui est ainsi détournée de son but physiologique, la digestion, n'est pas trop considérable, la nutrition n'en souffre que médiocrement, mais par contre l'amaigrissement en est quelquefois le résultat.

DIAGNOSTIC DIFFÉRENTIEL.

Quoique la constatation des calculs rendus avec les matières fécales soit le signe univoque ou pathognomonique de la lithiase biliaire, certains autres signes sont capables cependant de conduire au diagnostic.

Nous avouerons toutefois que souvent, surtout au début et à la manifestation de la première crise, quand surtout on ne trouve du côté du foie et de la vésicule aucun signe, pas même la douleur diffuse de l'hypochondre droit, il est fort difficile de savoir à quoi s'en tenir, et l'esprit du médecin est dans une grande indécision. La marche de la maladie permet seule d'établir une distinction entre la lithiase biliaire et d'autres affections :

1° Avant l'apparition des coliques hépatiques;

2° Pendant les crises des coliques hépatiques.

1° Les crises de coliques hépatiques sont presque constamment précédées, pendant plusieurs mois, quelquefois pendant plusieurs années de dérangement des fonctions de l'estomac. En même temps, il existe de la constipation et une sensation de gêne dans l'hypochondre droit : le prédisposé dit qu'il *sent son foie*. Un peu de sensibilité épigastrique, un peu de suffusion ictérique des conjonctives et des téguments de la face, une coloration un peu jaunâtre de la base de la langue, tels sont les signes indicateurs, quand ils existent, de quelqu'affection du foie commençante, mais jusque-là il n'y a pas d'indication positive d'une affection calculeuse; il faut, répétons-le, la constatation directe de calculs siégeant dans la vésicule ou l'explosion d'une colique hépatique légitime.

Dans les cas d'ictère avec rétention biliaire, les urines tout en charriant les principes colorants de la bile, renfermeraient encore, suivant quelques auteurs deux principes particuliers connus sous les noms de *leucine* et de *tyrosine*.

2° Les coliques hépatiques peuvent être confondues avec :

A. La gastralgie ;

B. Les coliques néphrétiques.

C'est dans ces deux cas principalement qu'il importe le plus d'établir un diagnostic précis.

A. Le médecin appelé près d'un malade en proie à une colique hépatique pourra hésiter si les douleurs siégent principalement au creux épigastrique et si l'organe hépatique ni la vésicule n'offrent, ni l'un ni l'autre, aucun de ces signes évidents que les auteurs signalent, mais qu'on rencontre si rarement. Les douleurs de la gastralgie se calment assez bien par la pression exercée avec la main sur le creux de l'estomac, et elles n'offrent presque jamais d'irradiation du côté de l'épaule.

De plus, dès qu'on voit apparaître de l'ictère et qu'on découvre les matières colorantes de la bile dans l'urine, on a les plus grandes raisons de soupçonner une crise de coliques hépatiques. Remarquons cependant que la crise est quelquefois terminée avant qu'on constate soit de la bile dans les urines, soit de l'ictère, et que par conséquent l'urgence d'un diagnostic précis n'est plus aussi grande, mais servira néanmoins à renseigner sur la nature de la maladie calculeuse ; et il ne faudra jamais manquer de confirmer ce diagnostic par la recherche des concrétions biliaires dans les selles.

B. La distinction entre les coliques hépatiques et les coliques néphrétiques offre dans certains cas de très-sérieuses difficultés, surtout si la crise néphrétique a lieu du côté droit ; au surplus nous avons vu quelquefois le maximum de la douleur avoir lieu, dans la colique hépatique, du côté gauche. La marche de l'accès finit par éclairer, mais, tout au début, rien de plus obscur. Chez l'homme, le testicule du côté où a lieu la colique néphrétique remonte contre l'anneau, quelquefois l'urine se teint de sang et la douleur partant d'une région rénale suit le trajet de l'uretère correspondant pour aboutir à la vessie. Il n'y a dans ce cas ni ictère, ni bile dans les urines.

Quand on peut constater de la douleur ou une augmentation de volume du rein, on possède un élément de plus pour asseoir un bon diagnostic ; mais fréquemment le rein est indolore, et au milieu d'une crise on se trouve dans de mauvaises conditions pour limiter graphiquement cet organe.

L'absence d'ictère et d'urine bilieuse seront donc encore les deux meilleurs signes à prendre en considération pour poser une conclusion diagnostique.

3° *État du malade entre les crises.*

Il est des malades qui recouvrent rapidement, après chaque crise, la plénitude d'une bonne santé : fonctions digestives, sommeil, fonctions de relation, énergie générale, en un mot, récupération d'une santé parfaite.

D'autres restent valétudinaires d'une crise à l'autre, avec des dérangements d'estomac, de la constipation, des démangeaisons, une sensation de pesanteur dans l'hypochondre droit ou à l'épigastre, avec des menaces fugaces de crise hépatique. Ils sont obligés de surveiller leur régime, d'éviter la fatigue et de vivre dans la crainte continuelle de quelque nouvelle douleur.

CHAPITRE VII.

PRONOSTIC.

«Le pronostic ressort naturellement de la marche de la ma-
» ladie. Si, malgré de graves symptômes, la majorité des cas se
» termine heureusement, on n'oubliera pas néanmoins qu'on
» est toujours sous l'imminence de dangers cachés, et que des cas,
» en apparence simples, peuvent tout à coup devenir mortels.
» Il faut aussi s'attendre toujours à des récidives, car il est rare
» que tous les calculs soient évacués en une fois. D'autre part,
» l'expérience a montré que des cas très-anciens et très-graves
» de cette maladie pouvaient finir par guérir. On ne devra donc
» pas prématurément abandonner tout espoir de succès. Wan-
» Swieten, Portal et beaucoup d'autres auteurs rapportent des
» observations de cette espèce.» (Frerichs.)

«La colique hépatique, de même aussi la lithiase biliaire,
» quand elles proviennent d'un épaississsement de la bile, arrivé
» même à l'état de calculs, se guérit bien plus facilement que
» celle qui provient de la stagnation de la bile produite par des
» maladies organiques du foie ou des organes voisins. Il en est
» de même de la colique hépatique produite par des affections
» morales. Des femmes enceintes ont été guéries de coliques
» hépatiques par l'accouchement. En général, les coliques
» hépatiques sont d'autant plus faciles à guérir que l'on peut
» plus facilement en détruire la cause.» (Portal.)

CHAPITRE VIII.

COMPLICATIONS OU COEXISTENCE AVEC D'AUTRES MALADIES.

Parmi les phénomènes qui viennent compliquer la maladie calculeuse du foie, nous citerons avec M. le Dr Willemin :

1° La persistance de la douleur au foie et de l'irritation gastro-entérique. — Ce que l'on peut admettre facilement, soit qu'on le rattache à la persistance d'un certain degré d'inflammation locale cantonnée dans les voies biliaires, soit à la présence d'autres calculs qui n'attendent qu'une excitation pour se mettre en marche à leur tour.

Une dame jeune, nouvellement mariée, habitant les Ardennes, avait, après une première crise de coliques hépatiques, conservé une disposition aux vomissements ; ils survenaient sans cause déterminante appréciable ; le matin surtout, elle rendait une ou plusieurs gorgées de bile verte comme du porreau. Une saison à Vittel l'en débarrassa.

2° La tuméfaction persistante de la glande hépatique avec augmentation de volume. — Mêmes remarques que précédemment ; j'ajouterai que cependant cette augmentation de volume peut ne pas s'accompagner de douleur, du moins de douleur vive, mais que cependant elle produit toujours une gêne, un poids dans l'hypochondre droit.

Toutefois, la répétition des accès entretient dans l'organe une congestion permanente, qui finit par devenir chronique.

3° *Hépatite aiguë. — Abcès du foie.* — Cette complication, heureusement rare, est fort grave ; il peut exister plusieurs abcès déterminés la plupart du temps par la propagation au tissu hépatique de l'inflammation, déterminée dans les canaux biliaires par la présence des calculs hépatiques.

4° *Distension de la vésicule. — Son inflammation. — Sa perforation.* — On trouve dans les auteurs des exemples de vésicules biliaires tellement distendues par la bile, qu'on les a ponctionnées, et que dans un cas même on l'a prise pour une ascite. L'inflammation peut s'en emparer et conduire aux accidents que nous avons signalés sous le nom d'angiocholite suppurative.

5° *Péritonite.* — La rupture peut s'ensuivre par ulcération et produire la péritonite. — La péritonite générale est une maladie essentiellement fatale; elle peut être provoquée, comme nous venons de le dire, par la rupture de la vésicule ou des canaux biliaires, par le passage de la bile ou la chute d'un gravier dans la cavité du péritoine.

Les péritonites partielles reconnaissent le plus souvent pour cause la production de foyers purulents circonscrits. Cette forme est beaucoup moins dangereuse que l'autre.

6° Portal relate comme suite des coliques hépatiques la persistance de l'agitation des membres, si cette agitation existait pendant la crise; les attaques subséquentes ne font que les augmenter.

Il note aussi une telle irritation des muscles des extrémités, que les malades y ressentent des spasmes involontaires, des convulsions, de la stupeur, ce qui rapproche ces phénomènes de ceux éprouvés par les malades atteints de la colique des peintres.

Ces phénomènes auraient beaucoup d'analogie avec ceux décrits par M. Dupacque.

6° *Coexistence des coliques hépatiques avec la gravelle et la goutte.* — Remarquée depuis fort longtemps, cette coexistence de deux maladies lithiasiques chez le même individu a été exagérée par les uns, et prise par d'autres en très-petite considération. MM. Durand-Fardel et Frerichs considèrent ces cas comme beaucoup moins nombreux qu'on ne le pense; MM. Sénac et Willemin écrivent que les trois quarts des individus atteints de calculs biliaires sont en même temps atteints de lithiase urique. Au point de vue des calculs urinaires, il y en a incontestablement très-peu. Mais si l'on fait entrer en ligne de compte tous les individus qui pour la moindre cause voient leurs urines déposer des sables rouges, on arrive en effet à un nombre très-considérable qui trouve son explication dans la remarque suivante : les dérangements de l'estomac sont tellement fréquents dans la lithiase biliaire, que très-peu d'individus atteints de coliques hépatiques échappent à ce symptôme; or, les dérangements gastriques sont de toutes les causes celle qui provoque le plus fréquemment la production et les dépôts d'acide urique; il n'est donc pas étonnant que la lithiase biliaire, par le fait des dérangements gastriques, s'accompagne si souvent de sables uriques.

Une alimentation trop succulente ne peut pas trop être mise en cause dans la production de la lithiase biliaire; mais nous trouvons ici une cause qui lui est commune avec la lithiase urinaire : c'est le défaut d'exercice corporel, et en somme tout ce qui tend à ralentir le cours de la bile dans ses canaux.

Chez les femmes, on rencontre moins souvent des sables uriques que de la lithiase biliaire, parce qu'elles réunissent à un haut degré toutes les causes capables de provoquer la stagnation de la bile dans les canaux biliaires et la formation des calculs hépatiques.

Quant à la goutte franche, la remarque peut être applicable aux hommes, mais elle l'est beaucoup moins aux femmes, car, chez elles, la goutte revêt une forme particulière qui la différencie profondément de la *goutte masculine*.

Morgagni, Portal, Hoffmann citent de nombreux cas de la coïncidence de la goutte et des calculs biliaires.

Portal fait très-judicieusement remarquer qu'il n'avait pas

échappé aux anciens que la goutte pouvait affecter d'une manière plus ou moins grave les organes internes, surtout lorsque leur action sur les jointures ou les muscles n'était pas assez intense, irrégulière et complète.

« Le foie est peut-être de tous les viscères celui qui est le plus » fréquemment atteint par la goutte et le rhumatisme. » (Portal.)

Il cite de nombreuses observations de ces faits divers avec autopsie où l'on trouva dans la vésicule des calculs biliaires.

L'observation du président d'Ormesson est un bel exemple de coïncidence des calculs biliaires, goutte, gravelle, hémorrhoïdes. (Portal, 171.)

Nous trouvons encore, faisant leur évolution sur le même terrain, d'autres manifestations arthritiques : le rhumatisme, l'asthme si commun chez les goutteux, le psoriasis, l'urticaire chronique si rebelle à tous les traitements.

Les remarques de Portal ont été corroborées par beaucoup d'autres observateurs modernes.

Somme toute, certains praticiens envisagent l'évolution de la lithiase biliaire comme une manifestation pure et simple d'un état général susceptible de produire et produisant souvent d'autres affections. Ainsi les calculs du foie, les hémorrhoïdes, la goutte, la gravelle, la migraine, le rhumatisme articulaire et musculaire, l'asthme, les arthritides cutanées seraient différentes faces d'évolution de la diathèse arthritique.

Cette théorie, défendue par M. le Dr Senac, trouve dans M. Bazin, aux travaux duquel il faut réserver la place d'honneur dans les questions de maladies diathésiques, un adversaire qui ne peut se résoudre à voir dans les calculs biliaires et les calculs rénaux, malgré leur fréquence dans l'arthritis, autre chose que des complications et non des manifestations propres de la maladie constitutionnelle.

Les raisons sont très-sérieuses de part et d'autre et ne nous permettent pas de nous prononcer.

CHAPITRE IX.

TRAITEMENT.

« Le traitement de la colique hépatique pendant les accès » doit être bien distingué de celui qu'il faut prescrire pendant » les intervalles ou dans les temps de calme. » (Portal.)

Cette distinction sage et éminemment pratique étant posée, nous distinguerons le traitement en :

1° Traitement des coliques hépatiques.
2° Traitement de la lithiase biliaire.

1° Traitement des coliques hépatiques.

Le premier soin du médecin appelé près d'un malade qui présente les signes qui annoncent qu'on va avoir affaire ou qu'on a affaire à une colique hépatique, est de faire mettre le patient à son aise en délaçant et déboutonnant tous les vêtements qui compriment le ventre et la ceinture, puis de le faire coucher.

La crise des coliques hépatiques étant un effort de la nature pour chasser les corps étrangers qui embarrassent les voies biliaires, il faudra se rappeler qu'entraver cette expulsion ou employer des moyens propres à la suspendre, c'est aller complètement contre le but de la nature et s'opposer au seul mode de guérison que l'on possède.

« En général, il faut, dans le traitement des coliques hépati» ques se bien persuader qu'elles ne finiront que quand la bile » et les calculs biliaires auront coulé dans l'intestin. » (Portal.)

Toutefois, en considérant que chez les vieillards les calculs s'acclimatent assez facilement dans les canaux hépatiques, et que chez eux il survient souvent des crises redoutables pour la vie, tant en raison du volume des calculs que du défaut de dilatabilité des canaux biliaires, on doit se demander si réellement il n'y a pas dans ces cas nécessité à calmer et même, si c'est possible, supprimer la crise. Ceci est une question d'opportunité que le médecin devra se poser en présence de cas de cette nature, et une fois l'affirmative résolue, agir de manière à rendre supportables les crises que l'on croit devoir respecter.

Il s'agit donc d'intervenir promptement et efficacement quand la douleur paraît dépasser certaines limites et que la vie du malade paraît en danger, ou bien se contenter d'observer la marche de la crise, prêt à intervenir si on le juge à propos.

Applications topiques.

Linge chaud, flanelle, molleton, fers à repasser, briques, son chauffé : tous ces objets devront être à une haute température et renouvelés souvent, afin que la partie douloureuse soit toujours en contact avec une grande chaleur.

Onctions avec la main à plat avec le liquide suivant :

℞. Baume tranquille............	30	grammes.
Laudanum de Sydenham......	8	—
Chloroforme...............	8	—

Versez abondamment de ce liquide dans le creux de la main, découvrez largement la région hépatique et épigastrique, commencez les frictions lentement et très-légèrement en les exerçant toujours dans le sens des canaux biliaires, c'est-à-dire de l'hypochondre à l'épigastre ; augmentez progressivement l'énergie de l'onction en oignant toujours très-abondamment la main de manière à ne pas frictionner à sec ; ayez la patience de prolonger ce moyen un quart d'heure, une demi-heure et plus; appliquez ensuite sur la partie un cataplasme de farine de graine de lin très-chaud ou saupoudré de moutarde. On peut remplacer ce liniment par un mélange de laudanum et de chloroforme à parties égales ou même employer du laudanum pur.

Il m'est fréquemment arrivé de voir le malade s'endormir sous l'influence d'une friction faite d'une matière méthodique et suffisamment longue : la crise était passée.

Un sinapisme déplace quelquefois la douleur avantageusement. Je dois faire remarquer que si l'on emploie à cet effet le sinapisme Rigollot, il faut en surveiller l'effet qui est très-prompt et très-énergique. Quelques femmes nerveuses ne peuvent pas le supporter en raison de la douleur qu'il développe rapidement.

Bricheteau faisait appliquer sur le creux de l'épigastre et la région du dos correspondante des vessies remplies de glace.

Chez des malades pléthoriques dont le pouls est fort, plein, avec tendance congestive du côté du cerveau, on se trouve bien d'une application de sangsues *loco dolenti*, mais mieux à l'anus si l'on a remarqué ou si le malade accuse de la tension dans le petit bassin, et si surtout il y a eu ou s'il y a encore des hémorrhoïdes.

On a recommandé les inhalations de chloroforme.

Grands bains.

On se trouvera bien de mettre les malades dans un grand bain. Cet usage, répandu à juste titre et apprécié comme il convient par les médecins anciens, était pratiqué de la manière suivante par Portal, dont voici les propres expressions :

« On doit mettre le malade plus ou moins de temps dans un » bain d'eau tiède ; j'y en ai maintenu quelques heures ; quel- » ques-uns s'y sont endormis et on a respecté leur sommeil ; » on avait soin de maintenir la tépidité de l'eau, en ajoutant » quelque peu d'eau chaude de temps en temps. »

Injection hypodermique.

Nous ne pouvons pas passer sous silence un moyen qui a été plusieurs fois mis en pratique avec d'incontestables succès: je veux parler de l'injection hypodermique d'un sel de morphine en solution dans l'eau et introduit sous la peau au moyen de la seringue de Pravaz.

Je ne sais pas au juste combien, dans la maladie qui nous occupe, ce moyen a été employé de fois, puisque parmi les médecins fort occupés à Vichy, l'un n'a eu qu'une seule fois l'occasion de l'employer, et un autre ne donne pas le nombre tout en disant maintes fois : Je ne l'ai pas encore mis moi-même en usage.

Voici, en abrégé, le fait rapporté au long par M. le Dr Senac, page 164 :

Il s'agit d'un homme de 38 ans, bien constitué, atteint depuis quatre ans d'accidents pris d'abord pour une affection rhumatismale de l'estomac, mais qui se caractérisèrent un an plus tard tout en laissant des doutes sur la nature de la maladie, car on ne trouva pas de calculs dans les matières. Les crises se multiplièrent, devinrent extrêmement douloureuses; son médecin ordinaire avait réussi à calmer les douleurs par une injection hypodermique; à Vichy, on tenta le même moyen avec un succès constant et très-rapide.

L'injection de dix gouttes d'eau distillée produisit sur le même malade une sédation aussi prompte qu'avec la morphine, mais beaucoup moins durable; on revint au sel d'opium toujours avec la même efficacité.

M. le Dr Willemin, de Vichy, cite huit cas dans lesquels il a injecté de la morphine, et tous les résultats ont été satisfaisants comme apaisement prompt de la douleur; il paraîtrait en outre que la crise s'est normalement terminée par le passage des calculs, mais sans douleur, puisque l'auteur a noté l'apparition d'urines ictériques après le calme produit par l'injection. M. le Dr Willemin recommande ce moyen comme très-prompt et très-efficace.

Moyens internes.

On a recours à peu de moyens autres que les antispasmodiques, l'opium, la belladone. S'il existe des vomissements, on les calmera par de petits morceaux de glace qu'on fera avaler au malade, par des eaux gazeuzes et même quelque peu de champagne.

Si les vomissements s'opposent à l'administration des médicaments par la bouche, on les prescrira en lavements. Portal recommande de proportionner la dose des calmants à l'intensité de la douleur, et à ce sujet il fait, sur l'action des narcotiques, les remarques suivantes :

« Dans cette circonstance, comme dans les autres douleurs, » les opiatiques sont d'autant plus calmants et agissent d'autant » mieux que la fièvre est moins prononcée. »

Toute espèce de purgation est dangereuse pendant la crise, à plus forte raison tout vomitif. Les vomissements ne sont déjà que trop fréquents et bien souvent trop difficiles à faire cesser.

Comme boisson, en dehors bien entendu des vomissements persistants : de l'eau de poulet, du petit-lait, de l'eau de veau, en un mot des relâchants ; on administrera des lavements calmants avec des têtes de pavots, ou simplement émollients ou même laudanisés.

Les Drs Saunders et Craigie recommandaient les lavements de tabac. M. Senac dit s'être très-bien trouvé de l'usage de suppositoires belladonés opiacés, non seulement dans les coliques hépatiques, mais encore dans les crises de coliques néphrétiques. Il en emploie six dans l'espace de quatre heures et demie, et il se loue beaucoup de cette pratique qu'il préfère à celle des lavements laudanisés.

Si le malade a de la tendance à la syncope avec refroidissement des extrémités, du frisson, des sueurs froides, de la pâleur, on emploiera des moyens énergiques pour raviver la circulation; on fera des frictions sèches sur la poitrine avec des linges très-chauds; on enveloppera le malade dans des couvertures de laine chaude; on le frictionnera avec des liquides stimulants, l'alcool, l'éther; on lui fera avaler quelques cuillerées de vin chaud, de café avec du rhum, en un mot, on s'évertuera à le ranimer.

Il est bien entendu que le malade devra, pendant une crise de moyenne durée, durât-elle de sept à huit heures et même un peu plus, s'abstenir de toute nourriture. Mais, pendant une crise de plusieurs jours, il ne sera guère possible de maintenir le malade à une diète rigoureuse; toutefois on se contentera de lui donner du bouillon plutôt froid que chaud, même glacé.

Revenons sur la recommandation de ne pas entraver une crise de coliques expulsives et de se contenter de modérer la douleur. Mais souvent l'embarras sera grand quand il s'agira de distinguer une colique hépatique avec résultat calculeux probable d'une simple hépatalgie; heureusement, ces derniers cas sont rares, et plus heureusement encore les remèdes et les moyens employés n'ont pas toujours l'efficacité qu'on en attend.

Enfin quand, sous l'influence des moyens mis en usage ou par les progrès de la marche de la crise, le calcul est arrivé soit dans la vésicule, soit dans l'intestin, il y a tout à coup une détente et un besoin de repos qu'on se hâtera de respecter; on laissera reposer le malade sans plus le presser soit de boire, soit de se laisser frictionner; on lui continuera pour boisson ses boissons habituelles ou du bouillon froid, et on le tiendra au régime pendant quelque temps.

J'ai l'habitude de donner un léger purgatif non pas immédiatement après l'accès, mais le lendemain, quand même il y aurait eu une selle, et c'est principalement dans les évacuations provoquées par la purgation que je fais rechercher les calcnls biliaires par le lavage successif et le tamis.

Ce purgatif débarrasse l'intestin, nettoie la langue et hâte le retour de l'appétit, partant celui des forces.

Quelques praticiens semblent ajouter de l'importance à la nature du purgatif; je donne de préférence le calomel, la magnésie ou la médecine noire en capsules.

Lorsqu'ensuite le calme est revenu, c'est le moment d'aviser à traiter la maladie calculeuse du foie.

2° Traitement de la lithiase biliaire.

Depuis que l'usage des eaux minérales s'est considérablement répandu et que ce traitement a été mis à la portée de tous les malades, on néglige les moyens mis, avec tant de succès, en usage par les anciens; on a mis de côté les traitements même les mieux éprouvés. Ils ont cependant été formulés avec beaucoup de soin; les médecins de la fin du siècle dernier et du commencement de celui-ci nous ont laissé des modèles d'entente parfaite de traitements de longue durée. On peut les lire et les méditer non seulement dans leurs traités didactiques, mais encore dans ces consultations détaillées qui sont devenues classiques quoique peu lues.

Grisolle leur consacre deux lignes seulement.

« C'est en pareil cas que les anciens praticiens vantaient » beaucoup le jus d'herbes fraîches, spécialement les sucs des » chicorées, de la fumeterre, etc..... »

Ils méritent bien certainement une plus sérieuse attention, sans prévaloir cependant sur le traitement hydro-minéral tant sur place qu'à domicile. Le premier soin du médecin doit être de s'enquérir des causes de la maladie, afin de les éloigner tout d'abord si c'est possible. Une fois les éléments producteurs découverts, rechercher les nuances propres à chaque individu, à son tempérament, à son état social, à ses habitudes, à son hygiène physique et morale, à sa santé habituelle.

Mais comme de premiers calculs doivent en faire supposer d'autres et soupçonner des embarras dans les canaux biliaires, il faut travailler à l'expulsion des calculs restants, puis diriger le traitement de manière à empêcher le foie d'en produire d'autres. Ce n'est pas que la guérison de la lithiase biliaire doive nécessairement s'acheter au prix de coliques hépatiques plus ou moins douloureuses, nos observations prouvent qu'il n'est pas rare de voir les choses se passer autrement

De tout temps on a cherché des moyens pour provoquer la dissolution, la fonte sur place ou tout au moins la diminution de volume des calculs. On est arrivé aujourd'hui à avouer l'inanité de semblables tentatives, même en ce qui concerne le fameux remède de Durande, de Dijon.

Ce remède consiste dans un mélange d'éther à la dose de trois parties et d'essence de térébenthine deux parties. Durande dit avoir guéri vingt cas de calculs biliaires, mais ses succès ne se sont pas confirmés entre les mains d'autres praticiens. Ce remède est mal toléré par l'estomac, ce qui a nécessité la suppression de la térébenthine par Sœmmering et son remplacement par l'huile de ricin par Duparcque.

Dans le but de modifier les conditions de circulation du foie et de la bile de manière à le mettre en état de se débarrasser des calculs qu'il renferme et ne plus en produire d'autres, les anciens praticiens formulaient de la sorte le traitement :

« Quand les douleurs sont apaisées, qu'il n'y a aucune disposition à l'inflammation, on peut prescrire de doux vomitifs » et même les réitérer à quelques jours de distance. Ensuite on » combine l'usage des relâchants, adoucissants et anodins avec » les remédes réputés fondants ou apéritifs, comme la gomme

»ammoniaque, les extraits de chiendent et de pissenlit avec »les amers, patience, houblon, lierre terrestre, enula cam- »pana, avec quelques grains d'aloës. C'est dans les moments »de plus grand calme qu'on prescrira l'esprit de térébenthine »avec l'éther ou l'alcool, un mélange d'éther et de térében- »thine dans du lait pendant plusieurs jours de suite.

»On a conseillé avec succès la bile des animaux et les *eaux* »*minérales*.

»On emploiera également des purgatifs et des bains domes- »tiques.

»Les congestions actives du foie seront combattues par les »émissions sanguines locales, et l'on aura recours aux sangsues »s'il y a des engorgements soupçonnés dans les autres rameaux »de la veine-porte.

»Les mercuriaux, les antiscorbutiques, les amers, les sucs »des plantes chicoracées, antiscorbutiques, les préparations »ferrugineuses seront employées dans les cas d'engorgements »muqueux et non bilieux.

»On recommandera l'équitation tant comme distraction que »comme procurant un mouvement utile.

»Le régime doit entrer pour une large part dans le traitement.

»Viandes bouillies ou rôties. Point de ragoûts.

»Végétaux, racines et herbages cuits.

»Fruits bien mûrs et bien choisis.

»Boisson habituelle amère de houblon, marrube blanc, du »bon vin, un peu de café (si le malade n'est pas maigre et s'il »n'éprouve pas des insomnies).

»Proscription des laitages. — Ce n'est que dans le cas de »quelque acrimonie herpétique, psorique et dans un extrême »dépérissement qu'ils devraient être conseillés.» (Portal, *Maladie du foie*.)

Ce traitement est sévèrement jugé par Frerichs qui ajoute cependant un correctif au blâme qu'il lui inflige.

« Les jus d'herbes fatiguent facilement l'estomac et ne peu- » vent être employés que quand cet organe n'est pas malade. » Ces moyens, si fort en honneur parmi les anciens médecins, » de même que l'administration des gommes résines, comme » l'asa-fœtida, la gomme ammoniaque, ne produisent pas géné- » ralement un grand effet ; ils ne pourraient réussir qu'à l'état » frais et pris en grandes quantités » (Frerichs.)

Eaux minérales. — De tout temps, les eaux minérales ont été prescrites dans le traitement des affections du foie, et les plus diverses dans leur composition revendiquent l'honneur de guérisons plus ou moins nombreuses, mais toutes sont alcalines à divers degrés.

Carlsbad, Ems, Marienbad, Eger, Vichy, Vals, sont des noms trop connus pour qu'il ne vienne pas à l'esprit d'un médecin de les prescrire dans les cas qui nous occupent, et sans trop rechercher si parmi les eaux minérales françaises, d'autres ne remplissent pas certaines indications plus sérieusement que les eaux fortement alcalines.

Vichy revendique en France la première place dans le traitement des affections calculeuses du foie ; non que Vichy, pas plus que toute autre médication, soit capable de dissoudre des calculs biliaires, mais elles provoquent, suivant Frerichs, la sécrétion de la bile qui, par sa plus grande abondance, rend la migration des calculs plus faciles.

Si la constipation est persistante, on préférera Carlsbad à Vichy. Mais Carlsbad est d'un emploi des plus dangereux, dans tous les cas où l'on a à redouter quelque congestion du côté du cerveau surtout. Ems s'offre aux malades excitables ; Marienbad à ceux disposés aux congestions,

Notons avec soin le reproche que Frerichs fait aux eaux de Vichy de ne pas être applicables aux cas où l'on a à combattre la constipation, et nous savons que cet état est presque général dans la lithiase biliaire.

L'indication de la facilité des fonctions du ventre est en effet tellement capitale, qu'il faut mettre de côté tout médicament ou toute eau minérale qui ne la remplit pas complètement, et s'adresser aux moyens éprouvés qui agissent sur les intestins et s'attaquent victorieusement à la constipation.

L'eau minérale de Vittel (source Marie), par ses effets laxatifs en raison de la magnésie qu'elle renferme, répond d'abord amplement à cette indication, mais elle ne borne pas là son action.

En raison des autres sels qu'elle contient, en raison de son mode d'administration, elle agit en outre sur les reins, ces organes précieux et énergiques de dépuration, sur la peau à laquelle elle rend son activité, sur la circulation générale qu'elle stimule, mais surtout sur la circulation abdominale, sur le système de la veine-porte et sur la composition même de la bile dont elle augmente la quantité et la fluidité.

Les purgations provoquées par l'eau de Vittel sont essentiellement bilieuses; témoin la coloration des selles qui varient du jaune clair au brun foncé, témoin la sensation de cuisson qui se produit à l'anus après chaque garde-robe.

Leur action s'applique d'une manière tellement spéciale à la crase biliaire, que certains individus à constitution hépatique, prédisposés par leur mode d'être à des congestions viscérales, rendent abondamment et à leur insu des concrétions biliaires parfois fort abondantes et très-reconnaissables.

Cette fluidification et cette augmentation de quantité de la bile sont on ne peut plus favorables au dégorgement des canaux biliaires et de la vésicule.

Puis, en même temps que l'eau provoque l'expulsion des produits déjà formés, elle arrive avec ses propriétés toniques et reconstituantes à modifier les sécrétions catarrhales des conduits biliaires, et à faire disparaître l'irritation muqueuse occasionnée par la présence des calculs.

Et l'on parvient de la sorte à rompre le cercle fatal où se trouve renfermé un foie calculeux qui laisse déposer la bile, parce qu'il est irrité et qui s'est irrité parce que la bile a laissé déposer des concrétions qui jouent ensuite le rôle des corps étrangers, et sont un moyen d'irritation perpétuel pour l'organe hépatique et ses canaux.

Son action sur les urines n'est pas moins énergique ni moins salutaire.

Par son aptitude à provoquer le rejet rapide de tous les matériaux brûlés et désormais nuisibles, elle enlève aux téguments la coloration jaune résultant du mélange de la bile avec le sang, et, sous son influence, l'ictère disparaît promptement, entraîné molécule à molécule à travers les organes formateurs et excréteurs de l'urine.

L'appareil cutané dont les désordres se rattachent de si près aux affections calculeuses des reins et du foie, se trouve de son côté influencé avantageusement et réagit d'une manière efficace sur la cure des organes internes.

J'ai déjà eu l'occasion de démontrer que les eaux de Vittel rendaient aux fonctions leur régularité compromise par la maladie. Sous leur influence, les fonctions du ventre, endormies ou engourdies par de pernicieuses déviations physiologiques provoquées par une hygiène fautive, se réveillent et s'activent, et, une fois des habitudes d'exonération acquises, les intestins les conservent comme preuve démonstrative de la liberté d'écoulement et de l'intégrité de composition du liquide biliaire.

Des eaux minérales analogues à celles de Vittel ont été recommandées par les anciens et le sont fréquemment par les médecins de l'époque actuelle.

Leur mode d'administration n'est pas étranger à leur efficacité; la thérapeutique, d'après M. le professeur Bouchardat, se trouve bien des grandes dilutions qui ne sont utilisables que quand les eaux sont faiblement minéralisées et diffèrent totalement de celles de Vichy, par exemple.

A ce sujet, nous invoquerons d'autant plus volontiers l'opinion de Frerichs, que son livre sur les maladies du foie fait autorité. Il dit, en parlant des sels alcalins : « Si on les emploie, » on les administrera à doses très-diluées ; sous cette forme, ils » sont mieux supportés, et d'ailleurs, *la grande quantité d'eau* » *absorbée ne sera pas ici sans importance*, car en pénétrant » dans la veine-porte et en traversant le foie elle excitera la sé- » crétion de la bile. » (Frerichs, *Maladies des voies biliaires.*)

Au rapport de Bordeu, Fizes guérit au moyen de très-abondantes boissons un malade atteint de calculs biliaires. Bordeu lui-même déclare « avoir travaillé heureusement » pour de pareilles affections et de la même manière.

La présence des sels de soude, de potasse, de chaux, l'adjonction du bicarbonate et du sulfate de magnésie, la présence du fer font de ces eaux un composé très-précieux, inimitable par aucun procédé pharmaceutique.

Les sels de chaux étaient considérés par les anciens comme un des médicaments les plus utiles en pareil cas ; témoin l'expérience si grande de Portal. « C'est le lieu d'employer, dit-il, les rémèdes regardés spécifiques, tels que l'eau seconde de chaux dans quelque boisson apéritive, diurétique, dont j'ai fait plusieurs fois un usage qui m'a paru très-salutaire. » (Portal, *Traité des maladies du foie.*)

CHAPITRE X.

COMPARAISON DES EFFETS DE L'EAU DE VICHY ET DE L'EAU DE VITTEL DANS LE TRAITEMENT DES CALCULS BILIAIRES.

« Dire que l'eau de Vichy agit comme fondant et comme » délayant, ce n'est point donner une explication de son action.

» Admettra-t-on que l'alcalinisation des liquides de l'économie » empêche la prétendue acidité de la bile, prétendue cause de » la formation des calculs biliaires? Admettra-t-on encore que » l'eau de Vichy dissout et désagrége les calculs hépatiques, » ou que cette eau sollicite les canaux hépatiques à se débarrasser » des calculs biliaires qui y sont contenus? Tout cela est plus » que problématique et n'explique rien. » (Dr Sénac.)

Selon Bazin, les alcalins s'attaquent directement à la diathèse arthritique.

Et de plus, le traitement stimule le système circulatoire, au point de provoquer des congestions actives qui fait dire que tel organe travaille.

Mais cette activité circulatoire est due non seulement à l'usage de l'eau, mais encore aux diverses conditions nouvelles où se trouve le malade : exercice, promenade, air nouveau, changement de nourriture, espoir de guérison, en un mot, changement de milieu.

L'on connaît l'influence des voyages sur la marche des maladies chroniques.

Ainsi, comme premier point, activité plus grande de la circulation générale et partant de la circulation hépatique.

Les conditions favorables générales invoquées pour Vichy trouvent leur application pour toutes les eaux minérales, et Vittel remplit largement toutes ces conditions.

Comme séjour et situation médicale estivale, il offre des avantages qu'on rencontre rarement. Dans une situation charmante, au milieu d'un pays ondulé mais non montagneux, par conséquent échappant aux désavantages inhérents à la constitution montagneuse d'un pays, c'est-à-dire aux vents violents qui parcourent les gorges et aux coups de soleil étouffants quand il n'y a pas de vent; placé sur le côté d'une très-large vallée, Vittel n'est jamais privé d'une circulation d'air modérée. Les ombrages et l'agitation de l'air le font échapper aux chaleurs étouffantes de l'été; des promenades peu éloignées, verdoyantes et facilement accessibles sont des bats d'excursion que les malades qui fréquentent Vittel se gardent bien de négliger.

A Vichy «le traitement thermal régularise l'excrétion de la »bile et empêche la stagnation dans les voies biliaires.» (Dr Sénac.)

Nous avons démontré que l'eau de Vittel revendiquait les mêmes avantages tout aussi bien par l'action des sels alcalins qu'elle renferme que par la quantité de liquide qui passe à travers les voies digestives.

L'activité imprimée aux fonctions de l'estomac, l'excitation communiquée aux intestins, la multiplicité des excrétions alvines, ensuite leur régularité, donnent le branle à la résurrection hépatique.

L'afflux de la bile se fait d'une manière plus notable dans l'intestin, preuve de sa plus grande fluidité.

Aussi rien n'est plus apte à provoquer l'ébranlement des calculs, à distendre devant eux les canaux biliaires, à lubréfier le passage qu'ils ont à parcourir, à chasser abondamment les sables et la gravelle biliaire, en un mot, à nettoyer les conduits hépatiques obstrués par des concrétions que ce courant aussi énergique qu'inusité.

Par suite de ces effets détergents, la bile ne stagnant plus ni dans les canaux ni dans la vésicule, conservera sa composition physiologique, n'abandonnera plus ni ses principes colorants ni la cholestérine; alors se trouveront supprimées les causes de la formation de nouveaux calculs, et le malade arrivera à la guérison.

L'eau de Vittel réunit donc les qualités curatives des eaux alcalines les mieux éprouvées et des purgatifs doux si utiles et si utilisés dans le traitement de la lithiase biliaire et des engorgements du foie.

Quiconque voudra se renseigner plus amplement sur les mérites particuliers des eaux alcalines à bases de soude comparées aux eaux à bases de chaux et de fer, pourra lire le parallèle très-instructif entre les eaux de Vichy et celles de Contrexéville (lisez Vittel), par le Dr Baud.

Par ses qualités reconstituantes du sang, apanage des eaux ferrugineuses, elle réussira dans toutes les variétés de coliques hépatiques comme elle réussit dans toutes les variétés de gravelle et de goutte, par cela même que ses vertus toniques mettent les constitutions, même les plus délabrées, en mesure de faire les frais du travail expulsif qui constitue l'acte premier de la guérison des affections calculeuses du foie.

Quelques exemples vont confirmer ce que nous venons de dire sur l'efficacité remarquable des eaux de Vittel dans le traitement des coliques hépatiques.

Observation IX.

Calculs biliaires.

M. M..., 65 ans, est d'un tempérament bilioso-sanguin et d'une constitution forte. La maladie date de 6 à 7 ans. Une saison de Vichy a été sans résultat. Le début de la maladie fut brusque et sans préliminaires. Tout-à-coup éclatèrent de violentes douleurs au flanc droit, s'irradiant jusqu'à l'épaule, barre en ceinture, jaunisse. Le diagnostic, fixé sur une maladie du foie, ne put cependant tout d'abord en déterminer la nature. A Vichy, on diagnostiqua des calculs. A son retour, ses douleurs revinrent beaucoup plus souvent, avec des démangeaisons insupportables, puis tout se calma pendant quelques mois. Mais une crise plus violente que les autres, et qui amena un calcul assez gros, taillé en facettes, avec douleurs dans l'épaule, jaunisse, puis une autre, puis encore une autre, finirent par décider M. M. à venir à Vittel, qu'on lui conseillait depuis plusieurs années. M. M. est habituellement constipé; il est anémique, jaune et a beaucoup maigri; l'appétit est très-médiocre, les digestions paresseuses, le sommeil mauvais; il existe un malaise général avec sensation constante de plénitude dans le flanc droit et de barre autour de la ceinture.

Le traitement a consisté dans l'eau de la source Marie en boisson et en grands bains. L'eau a produit des effets purgatifs abondants et a eu pour résultat la régularisation des selles.

Revenu l'année suivante, M. M. n'avait eu aucune crise dans l'intervalle, ni même du malaise ; il a un aspect de santé magnifique ; j'ai quelquefois de ses nouvelles et elles continuent à être très-satisfaisantes. Je le considère par conséquent comme *guéri.*

Observation X.

Mme B., institutrice, 56 ans. Tempérament lymphatico-bilieux, constitution très-délabrée. La première crise, que rien ne pouvait faire prévoir, fut très-violente et dura dix heures avec vomissements bilieux ; douleur au creux de l'estomac, dans le dos, en ceinture ; la jaunisse ne survint qu'après la crise, et fit découvrir la nature exacte de la maladie. La dernière crise fut des plus formidables, la malade faillit y laisser la vie. On trouva alors dans les matières quatre à cinq fragments de pierre qui n'en avaient fait qu'une, et de plus une grande quantité de sable brillant, avec des grains assez volumineux. Cette malade a maigri énormément, elle n'est plus que l'ombre d'elle-même ; les chairs sont flasques et décolorées ; il y a une anémie profonde, la figure est de la nuance de cire vieille. L'appétit est à peu près nul ; la digestion presqu'impossible ; à droite du creux de l'estomac existe une douleur vive à la pression, et toute la région du foie est le siége d'un embarras général permanent. Les matières fécales brillent au soleil, et, quand on les remue avec une tige de fer, elles donnent la sensation d'une grande quantité de sable mélangé à de l'eau. Constipation habituelle.

Le traitement consista en eau de la source Marie en boisson, grands bains et douches légères sur la région du foie. Le temps que cette malade resta à Vittel ne fut qu'une série continue de crises et de rejet de sable et de graviers ; c'est incroyable quelle quantité fut expulsée. L'eau ne purgea pas ; pourtant les garde-robes sont plus faciles. Les forces restaient anéanties, l'appétit ne revenait pas.

En somme, à son départ, le résultat était peu favorable ; et je ne comptait guère sur son prompt rétablissement. Cependant, à partir de son retour chez elle, il n'y a plus de crise ; l'appétit revient, les selles se régularisent, elle reprend sa bonne mine et son embonpoint. Le foie n'est plus ni sensible ni tuméfié. J'ai eu occasion de revoir plusieurs fois Mme B... ; depuis lors, il ne lui est absolument plus rien survenu. De temps en temps, elle boit chez elle de l'eau de la source Marie.

Observation XI.

Mme S., âgée de 40 ans, habitant un village des montagnes des Vosges, tempérament lymphatico-sanguin, constitution délabrée, est malade depuis un an. Début par de grandes douleurs d'estomac, se propageant le long du sternum, dans le flanc gauche, dans le dos, avec vomissements. La jaunisse ne vint que plus tard ; à la suite d'une crise violente, on chercha dans les matières, on y trouva du gravier. Appétit et digestion mauvais, constipation habituelle ; malaises et envies de vomir le matin, ictère, urines jaunes et épaisses ; il n'y a jamais eu de douleurs à l'épaule droite. Toute la région du foie est sensible à une palpation profonde ; la vésicule, sentie à travers le creux épigastrique, est résistante et douloureuse. Démangeaisons générales sans aucune éruption cutanée. Les dimensions du foie sont exagérées dans le sens de sa hauteur. La menstruation est très-irrégulière.

Une première saison n'eut pour résultat que le rejet d'un calcul fragmenté en quatre à cinq parties, mais portant les traces de l'existence d'autres calculs. Je notais à son départ: Effet nul. Les crises se multiplient; la jaunisse persiste. Observer les effets consecutifs.

L'année suivante, c'était tout différent. Peu de temps après son retour chez elle, une crise de 48 heures, douloureuse outre-mesure aboutit au rejet d'un calcul gros comme une grosse noisette, trés-dur. Brisé avec un marteau, il renfermait trois noyaux parfaitements distincts, gros comme des grains de chènevis, et du sable brillant et blanchâtre. A partir de ce moment, la jaunisse disparut rapidement, et, au bout de quatre à cinq jours, on pouvait considérer Mme S. comme complétement *guérie*. En effet, depuis ce temps, sa santé a été excellente, et, quoiqu'il se soit écoulé quatre ans depuis cette époque, aucune crise n'a reparu.

Observation XII.

Mme L., âgée de 52 ans, d'une bonne constitution, mais menant une vie sédentaire, et issue d'une mère morte d'une maladie du foie, ressentit pour la première fois, il y a trois ans, des coliques néphrétiques qui ont donné du sable rouge et d'abondantes mucosités. De la même époque datent des coliques hépatiques avec ictère. Les crises s'accompagnent toujours de vomissements. Le creux de l'estomac devient parfois tellement sensible, que les cordons des vêtements gênent, et c'est surtout pendant la digestion que cette distension arrive. Il y a habituellement de la constipation. La figure de Mme L. est embrouillée. On a trouvé beaucoup de gravier biliaire dans les selles.

Le traitement, à Vittel, s'est fait par l'eau de la source Marie en boisson, des grands bains et des douches sur la région du foie. L'amélioration a été telle que, grâce à des selles nombreuses qui ont entraîné beaucoup de sable, on pouvait considérer Mme L. en voie de guérison à son départ. Et, en effet, Mme L., revenue l'année suivante, m'apprit qu'elle n'avait rien éprouvé depuis son séjour à Vittel, et qu'elle était complétement *guérie.*

Observation XIII

M. de B., habitant ordinairement le département des Ardennes, est âgé de 29 ans, d'une bonne constitution et d'un tempérament lymphatique très-modéré.

L'affection calculeuse biliaire, qui date déjà de plusieurs années et que le malade attribue à des travaux sédentaires prolongés, s'est manifestée par des crises hépatiques offrant tous les symptômes de ce genre de maladie, révélée du reste par la constatation directe de concrétions dans les matières et d'éléments de la bile dans les urines.

A l'époque de son traitement à Vittel, M. de B. était encore sous l'influence des suites de crises violentes et répétées. Le foie a conservé un surcroît de volume et de la sensibilité diffuse; surtout dans la région épigastrique. Les téguments conservent une coloration légèrement jaunâtre, les urines sont foncées en couleur; l'appétit est médiocre; les digestions longues, les fonctions du ventre rares. Il n'y a pas de fluxion hémorrhoïdaire; le père et le grand-père de notre malade ont payé un large tribut aux hémorrhoïdes.

Le traitement par l'eau minérale se composa: d'eau en boisson et de grands bains pendant trente jours.

Je n'eus rien à noter de particulier dans le cours du traitement par l'eau minérale, sinon des selles purgatives assez abondantes et ensuite, dans les dix derniers jours, une à deux selles. L'appétit revint peu à peu; les téguments perdirent leur coloration jaunâtre pour en prendre une autre plus physiologique; les digestions s'améliorèrent; M. de B... prit de l'embonpoint, et les douleurs hépatiques disparurent complètement ; mais, à son départ, il restait encore de la langueur et les digestions laissaient encore à désirer. Ces derniers symptômes ne tardèrent pas à disparaître par l'effet consécutif des eaux, et l'année suivante, après une seconde saison, on pouvait considérer le malade comme guéri. En effet, depuis cette époque (1861), M. de B. n'a plus rien ressenti de cette maladie.

Observation XIV.

M. M..., prêtre, âgé de 65 ans, d'un tempérament lymphatico-sanguin, d'une forte constitution, est malade depuis 6 à 7 ans.

Il y a 6 ou 7 ans, M. M. (lui-même raconte son histoire pathologique) fut pris brusquement et sans préliminaires de douleurs violentes au flanc droit s'étendant à l'épaule, avec barre en ceinture, jaunisse, vomissements. Le diagnostic, indécis d'abord, ne tarda pas à se fixer sur une lésion du foie sans soupçons de calculs. Une saison faite à Vichy ne parut pas avoir un résultat bien favorable, puisque les crises revinrent 4 à 5 fois par an. Depuis lors, à part des démangeaisons très-vives pendant l'intervalle des accès, M. M. jouissait d'une assez bonne santé. A Vichy, on reconnut le caractère calculeux de la maladie, et son médecin lui recommanda un régime approprié, tout en faisant les réserves sur la reproduction des crises.

Mais le malade se contentant de la tranquilité dont il jouissait dans l'intervalle des crises, ne surveilla que médiocrement son régime et pas du tout les fonctions du ventre.

Cependant ses accès n'étaient pas trop violents, et il commençait presqu'à s'habituer a cet état, quand tout-à-coup il fut pris d'une crise qui dura quarante-huit heures avec tous les symptômes qui avaient fait explosion au début de la maladie et une jaunisse intense.

Le résultat de cette rechute fut un calcul du volume d'un gros pois chiche à facettes, à angles mousses, qui ne fut suivi d'aucun autre ; du moins on n'en aperçut pas d'autres ; un peu plus tard il fut pris de malaise ; il survint du calme, un nouveau malaise survint ; enfin, pendant deux mois, il subit ces alternatives fatigantes sans que pourtant la crise ait éclaté. Pendant ces menaces, il but dans les derniers jours de l'eau de Vittel à domicile.

M. M. a un teint bilieux ; la sclérotique est colorée en jaune clair ; l'appétit est assez médiocre, les digestions paresseuses ; il existe une constipation déjà ancienne, sommeil mauvais, sensation de plénitude dans l'abdomen et de barre autour de la ceinture.

Le traitement à Vittel consista en eau de la source Marie à l'intérieur et en grands bains. L'eau agit énergiquement sur l'intestin.

Peu à peu la figure perdit sa coloration ictérique et l'appétit revint : l'embarras du ventre diminua beaucoup ainsi que la sensation de barre en ceinture.

Pendant l'hiver suivant, l'état de M. M. continua à s'améliorer progressivement, et l'année suivante acheva une cure qui ne s'est pas démentie depuis dix ans.

L'exposé qui précède et les exemples qui le confirment nous permettent donc de conclure :

1° Que, dans le traitement des coliques hépatiques et de la maladie calculeuse du foie, l'eau de Vittel remplit complètement toutes les indications curatives réclamées par la maladie et par l'état particulier du malade ;

2° Qu'elle doit être préférée à tout autre dans le cas où il existe de la constipation, de l'affaiblissement, suite de perte de l'appétit et de dérangement dans les fonctions de nutrition ; quand il existe quelque complication de goutte, de gravelle ou du côté des voies urinaires, car d'autres sources de l'établissement sont particulièrement applicables à la guérison des maladies suivantes :

Dyspepsies diverses,
Constipation,
Chloro-anémie,
Catarrhe de la vessie,
Maladies diverses des voies urinaires,
Gravelle,
Goutte.

FIN.

TABLE DES MATIÈRES

Montpellier, imprimerie L. Cristin et Ce, rue Vieille-Intendance, 5.

www.ingramcontent.com/pod-product-compliance
Ingram Content Group UK Ltd.
Pitfield, Milton Keynes, MK11 3LW, UK
UKHW020416230726
13925UKWH00004B/1462

9 782014 050646